Karin Klas, Melitta Horak, Bettina Bachmann-Schrittesser

Lernen mit 85 komplexen Fallsituationen

Ein Arbeitsbuch für das Erlernen der präzisen Pflegediagnostik in Studium und Praxis

Karin Klas, Melitta Horak,
Bettina Bachmann-Schrittesser

Lernen mit 85 komplexen Fallsituationen

Ein Arbeitsbuch für das Erlernen der präzisen Pflegediagnostik in Studium und Praxis

Unter Mitarbeit von:
Anita Mitterdorfer
Katrin Knes

Besonderer Dank gilt den Studierenden der Fachhochschule Kärnten für ihren Input zu den Fällen

facultas

Eine geschlechtergerechte Schreibweise wird in diesem Buch vorwiegend durch die Verwendung der Schreibung mit Stern * realisiert. Ist eine korrekte, alle Endungen berücksichtigende Schreibung auf diese Weise nicht möglich oder erfordert sie Ergänzungen, die den Lesefluss hemmen, so wird – stellvertretend für alle Geschlechter – die weibliche und männliche Form abgewechselt.

Einige der Fallbeispiele im vorliegenden Band wurden aus dem Vorgängerwerk „50 komplexe Fallsituationen. Ein Arbeitsbuch für Studierende und Lehrende der Bachelorstudiengänge Gesundheits- und Krankenpflege", herausgegeben von Karin Klas und Stefanie Mayrhofer, übernommen.

Bibliografische Information der Deutschen Nationalbibliothek
Die Deutsche Nationalbibliothek verzeichnet diese Publikation in der Deutschen Nationalbibliografie; detaillierte bibliografische Daten sind im Internet über http://dnb.dnb.de abrufbar.

1. Auflage 2024

facultas Verlag, 1050 Wien, Österreich
Umschlagfoto: simarik, istockphoto.com
Satz: Wandl Multimedia-Agentur, Groß Weikersdorf
Lektorat: Laura Hödl, Wien
Druck: Facultas Verlags- und Buchhandels AG
Printed in the EU
ISBN 978-3-7089-2440-3
E-ISBN 978-3-99111-843-5

Vorwort

Professionelle Pflege zeichnet sich durch eine doppelte Handlungslogik aus, indem eine individuelle Situation vor dem Hintergrund des bestehenden Fachwissens ausgelegt wird. Die Auslegung wird auch als hermeneutisches Fallverstehen bezeichnet und muss gelernt, geübt und ständig weiterentwickelt werden. Dieser Lern- und Entwicklungsprozess erfolgt auf der Basis zweier Denksysteme. Denksystem eins arbeitet automatisch, schnell und mit wenig Kontrolle, es folgt dem Prinzip „sehen und wissen, was es bedeutet". Denksystem zwei arbeitet überlegt, langsam und kontrolliert. Die Aufmerksamkeit ist dabei auf das eigene Denken und Handeln und auf subjektive Erfahrungen gerichtet. Das automatische Denksystem eins kann nur über das langsame Denksystem zwei verändert bzw. verbessert werden (Kahnemann, 2011). Letzteres ist für das pflegerische Handeln von Bedeutung, soll verhindert werden, dass Versuch und Irrtum oder unhinterfragte Rituale die Praxis des Handelns bestimmen. Dies gilt umso mehr in komplexen Pflegesituationen, mit denen die Pflegepraxis zunehmend konfrontiert ist.

Komplexe Pflegesituationen ergeben sich aus den Bedürfnissen der zu Pflegenden, die in Lebens- und Krankengeschichten eingebettet und vom sozialen und räumlichen Umfeld beeinflusst sind. Bestimmend sind hierbei die Biographie, die Lebenswelt und der Alltag sowie Co- und Multimorbidität, einhergehend mit Alterserscheinungen und daraus resultierenden psychischen und physischen Einschränkungen. Die Komplexität von Pflegesituationen wird ein weiteres Mal bestimmt durch organisatorische Entwicklungen wie Qualitätsanforderungen, verkürzte Aufenthaltsdauern, Sparprogramme sowie durch das Schwinden des privaten und professionellen Pflegepotenzials und daraus resultierenden Versorgungs- und Finanzierungsengpässe. In der Kombination ergeben sich Pflegesituationen, deren Lösungen nicht im Lehrbuch stehen, sondern die im individuellen Fall zu entwic keln sind. Dabei ist der Rückgriff auf Fachwissen, klinische Erfahrungen und auf die Präferenzen der zu Pflegenden nötig. Die Suche nach individuellen Lösungen benötigt jedoch Zeit, die in der aktuellen Entscheidungssituation oft nicht gegeben ist. Es stehen begrenzte Informationen zur Verfügung bzw. können nicht alle Möglichkeiten in Erwägung gezogen werden. Und so kommt es oft nicht zur besten Lösung, sondern zu der im Moment zufriedenstellendsten Lösung. Voraussetzung für eine gute Entscheidung bei Entscheidungsnotwendigkeit und begrenzten Zeitressourcen ist dabei das Situationsbewusstsein, d. h. das Wissen, was der Fall ist, indem die Situation rasch eingeschätzt wird, die Handlungsmöglichkeiten abgewogen und die Konsequenzen des Handelns abgeschätzt werden. Zur Entwicklung dieses Situationsbewusstseins bedarf es des langsamen Denksystems und passender Instrumente. Hierzu bieten sich die Methode der Fallarbeit und das Concept Mapping an. In der Fallarbeit werden konkrete Pflegesituationen vor dem Hintergrund theoretischer Erkenntnisse und praktischer Erfahrungen einer Lösung zugeführt. So können komplexe Situationen, die undeutlich, zweifelhaft, konfliktreich oder irritierend sind, in klare, verständliche, entschiedene und harmonische Situationen transformiert werden. Mittels Concept Mapping werden die Informationen geordnet auf ihre Zusammenhänge geprüft bzw. Muster erkannt und mögliche Ansatzpunkte des Handelns abgeleitet. Damit wird nicht nur das Situationsbewusstsein entwickelt und gefördert, es werden auch die Problemlösungsfähigkeit und die pflegerischen Kernkompetenzen als zentrale Anforderungen beruflichen Handelns gestärkt.

Dazu liegt nun eine aktualisierte und erweiterte Version des Arbeitsbuches vor, das sowohl Lernenden als auch Lehrenden eine reiche Auswahl an Übungsmöglichkeiten für alle Pflegesettings bietet. Den Autorinnen sei Dank für die Aufbereitung der Fallschilderungen, sie liefern damit nicht nur Übungsmaterial, sondern zeigen, womit Pflege im 21. Jahrhundert konfrontiert ist und was sie im besten Fall zu leisten vermag.

Herbst 2023

Berta Schrems

Inhaltsverzeichnis

1 Einleitung

Pflegerisches Handeln und Entscheiden ist stets in mehrdimensionale, multikausale und oftmals komplexe Situationen eingebettet. Vor diesem Hintergrund ist es bereits im Rahmen des Studiums der Gesundheits- und Krankenpflege essentiell, vernetztes Denken sowie eine handlungsorientierte Anwendung theoretischen Wissens zu fördern. Ziel dieses Buches ist es, eine theoretische Fundierung sowie einen Fundus an Fällen für die Auseinandersetzung und den Umgang mit komplexen Fallsituationen bereitzustellen. Zu diesem Zweck wurden spezifische pflegerische Themenfelder in Form von 85 komplexen Fallsituationen aufbereitet. Grundlagen der Pflege, Elemente des Pflegeprozesses sowie Aspekte der pflegerischen und medizinischen Diagnostik und Therapie werden in Form praxisnaher Fallbeispiele dargestellt und durch eine fallspezifische Sozialanamnese ergänzt. Zentrale Anforderung dabei ist, die Situation im Fall ganzheitlich zu betrachten sowie strukturiert zu analysieren, Zusammenhänge zu erkennen und anhand der Schritte des Pflegeprozesses mit klinischer Entscheidungsfindung und präziser Diagnostik den pflegerischen Handlungsbedarf mithilfe relevanter Pflegediagnosen abzuleiten. Dabei ist es das Ziel, nicht nur Einzelphänomene aus einer komplexen Fallsituation abzubilden, sondern eine entsprechende Pflegediagnose zu generieren, von der, ausgehend von einem umfassenden und ganzheitlichen Verständnis hinsichtlich der Bedeutung aller relevanten Phänomene, eine entsprechende Pflege- und Betreuungsplanung abgeleitet werden kann. Dadurch werden nicht nur die Analysefähigkeit, sondern auch Fach-, Handlungs- und Sozialkompetenz gezielt gefördert, sowie die Fähigkeit zur Reflexion, Entscheidungsfindung und Problemlösung gestärkt. Die angeführten Fälle können damit sowohl als Grundlage für handlungsorientiertes Lehren und Lernen in Theorie und Praxis als auch für die fallorientierte Gestaltung von Prüfungen herangezogen werden.

2 Aufbau & Struktur der Fälle

Um in der Praxis mit Fällen zu arbeiten, bedarf es einer mündlichen oder schriftlichen Fallbeschreibung, die das Ereignis im Zusammenhang darstellt und von jener Person beschrieben wird, die konkrete Aussagen zur Situation benennen kann. Hierbei soll klar werden, welche Herausforderungen und Fragen geklärt werden müssen. Dabei ist es essentiell, dass die Fallbeschreibung die folgenden Inhalte widerspiegelt: umfassende und fokussierte Informationen, authentische, nicht vorinterpretierte Beschreibung, ein logischer Aufbau sowie eine kurze und eindeutige Sprache. Komplexe Fallbeschreibungen sollten sich nach Schrems (2022) zum besseren Verständnis in eine Situations- und eine Problembeschreibung gliedern. In dieser Publikation sind die Fälle in Form einer durchgehenden Fallbeschreibung belassen. Die Trennung von Situations- und Problembeschreibung ist die erste Aufgabenstellung in der Fallbearbeitung. Nachfolgend wird zum besseren Verständnis die getrennte Fallbeschreibung detailliert beschrieben.

2.1 Situationsbeschreibung

Grundsätzlich werden im Rahmen der *Situationsbeschreibung* die Art und der Auslöser des Problems bzw. der zu behandelnden Thematik dargelegt. Sie erfasst das kritische Ereignis im Fall und den auslösenden Moment als Schlüssel zur Vorgeschichte.

Weiters wird beschrieben, welche Personen und welche Organisationen, Organisationseinheiten und/oder welche Einrichtungen an der Fallsituation beteiligt sind.

Man stellt sich die Fragen:

- Wer ist beteiligt?
- Wie geht es den beteiligten Personen?

2.2 Problembeschreibung

Die *Problembeschreibung* ist definiert durch die Kontextinformationen aus drei unterschiedlichen Bereichen. Inhaltlich umfassen nach Schrems (2016) diese drei Bereiche folgende Aspekte:

- Aspekte aus der Anamnese wie die Sozialdaten (u. a. Geschlecht, Alter, Beruf, ökonomische Lebensumstände, familiäre Situation), biografische Daten, Erfahrungen durch frühere Krankenhausaufenthalte, Ressourcen, Gewohnheiten oder Informationen zum räumlichen Umfeld.
- Klinische Informationen wie Diagnosen, Symptome, Befunde, physische und psychische Konstitution, das Erleben, Erfahrungen, nonverbale Informationen (z. B. Körperhaltungen bezogen auf psychische und physische Probleme) oder die Art der Situationsbewältigung.
- Bisher gesetzte Pflegeinterventionen sowie deren Outcome, die Selbstmanagementfähigkeiten und die bereits durch die betroffene Person gesetzten Maßnahmen.

Fallberichte (sogenannte Case Reports) stellen generell für die Beteiligten sowie für Unbeteiligte eine Möglichkeit dar, aus vergangenen Fällen zu lernen. Dabei kommt es zu einer umfassenden Beschreibung der Gegebenheiten in der Situation, indem die Gesundheits- und Krankheitsereignisse sowie die Reaktionen und Erfahrungen von einzelnen Menschen oder Gruppen beschrieben werden. Hierbei sollte sichergestellt werden, dass die Fallberichte in ihren Ausführungen gleichwertig dargestellt werden, um die Transparenz zu erhöhen. Dafür entwickelte eine Expertengruppe die Case-Reporting(CARE)-Guideline von Gagnier et al. (2013) und adaptierte die vormals medizinlastige Guideline mit Elementen aus der Pflege, um eine Checkliste mit gleichbleibenden Inhalten zur Präsentation des Fallberichtes zur Verfügung zu stellen. Dadurch kann auch eine interdisziplinäre Fallbesprechung mit inhaltlicher Annäherung gewährleistet werden. In der Publikation von Schrems (2022, S. 176–177) findet sich eine Darstellung der Checkliste der für die Pflege adaptierten Leitlinie von Gagnier et. al (2013).

Tabelle 1: Adaptierte CARE-Leitlinie-Checkliste (Pflege, 2020 (14); zitiert nach Schrems, 2022, S. 177)

Die für die Pflege adaptierte CARE-Leitlinie-Checkliste		
Item Name	**Item Nr.**	**Kurze Beschreibung**
Titel	1	Das Wort „Fallbericht" (oder Case Report) soll im Titel erscheinen, außerdem der primär interessierende Sachverhalt (z. B. Pflegephänomen, Pflegediagnose, Pflegeintervention, Pflegeoutcome)
Schlüssel-wörter	2	2–5 Schlüsselwörter zu dem Fall
Zusammen-fassung	3	a. Einleitung: Welche neuen Informationen liefert der Fall? b. Falldarstellung – Hauptsymptome/-beschwerden des/der Patient*in: • die wichtigen klinischen Befunde • die wichtigen Diagnosen und Interventionen • die wichtigen Ergebnisse c. Schlussfolgerung – Was ist die Quintessenz des Fallberichts?
Einleitung	4	Kurzer Überblick zum Hintergrund des Falles, relevante pflegerische Literatur
Informa-tion über den/die Patient*in	5	a. Demographische Charakteristika (z. B. Alter, Geschlecht, ethnisch-kultureller Hintergrund, Beruf) b. Hauptsymptome des/der Patient*in (Hauptbeschwerden), relevante Begleiterkrankungen c. Pflegerische, familiäre, psychosoziale Anamnese und Details zu relevanten Begleiterkrankungen, bisherigen Interventionen und deren Ergebnisse
Klinische Befunde	6	Sofern zutreffend: relevante Befunde der körperlichen Untersuchung (KU)
Zeitachse	7	Darstellung wichtiger Zeitpunkte und Verläufe des Falles (Tabelle oder Abbildung)
Diagnos-tischer Prozess	8	a. Diagnostische Methoden (z. B. Beobachtung, Körperuntersuchung, Gespräch, Assessmentinstrument) b. Diagnostische Herausforderungen (z. B. sprachlich, kulturell) c. Diagnostische Überlegungen einschließlich anderer in Betracht gezogener Diagnosen

3 Fallbearbeitung

Voraussetzung für eine professionelle Auseinandersetzung mit komplexen Fallsituationen sind vertiefende Kenntnisse des Pflegeprozesses, vor allem hinsichtlich präziser Pflegediagnostik. Dabei ist es entscheidend, dass eine Fallbeschreibung schriftlich oder mündlich dargestellt wird, um die Daten, Informationen und Reaktionen der Patient*innen abzubilden. Die beschriebenen Situationen können bereits Auslegungen und eventuelle Lösungen beinhalten bzw. lassen unterschiedliche Interpretationen zu. Pflegepersonen treffen im Alltag in unterschiedlichen Settings wiederholt in kurzen Abständen Entscheidungen und sollten dabei durch das Einbeziehen von Werten, Fachwissen, Erfahrungswissen und Verantwortlichkeit die Unsicherheit über das Ergebnis und somit Fehleinschätzungen so gering wie möglich halten. Für die Optimierung des Denkprozesses, des Bildes vom Fall an sich, benötigen Pflegende eine *Bildformung*, die auf Grundlage von Fachwissen und Erfahrungswissen durchgeführt wird und die zu einer möglichen Hypothese, die verifiziert oder falsifiziert werden muss, führt. Der Vorgang der klinischen Entscheidungsfindung im Pflegeprozess hat das Ziel, durch diese Vorgehensweise die Herausforderungen eines Menschen in der momentanen Situation zu erfassen und durch den Einsatz von Pflegeinterventionen einen abgestimmten Sollzustand (Ziel) zu erreichen (Schrems, 2022). Diese Inhalte stellen die Grundlagen für die nachfolgend dargestellte Vorgehensweise zur Fallbearbeitung dar.

3.1 Methodik der Fallarbeit – die Hermeneutik

Das hermeneutische Fallverstehen nach Schrems (2022) bietet in der Anwendung die Möglichkeit, dass im Rahmen des hermeneutischen Zirkels zuvor Unverständliches in einer Fallsituation verständlicher wird. Dabei stehen Phänomene im Mittelpunkt, die Pflegepersonen bei den zu betreuenden Menschen beobachten und wahrnehmen und im Weiteren auf ihre Bedeutung hin überprüfen. Damit können sie sich dem Verstehen der menschlichen Reaktionen, der Relevanz von fallspezifischen Daten und Informationen, annähern. Im ersten Schritt wird die Bewertung dieser Reaktionen, Daten und Informationen aufgrund von Fachwissen, Erfahrung und den vorhandenen Begleitumständen vorgenommen. Die Auslegung ist dabei die Basis der Hermeneutik, um Beobachtungen adäquat auf die Situation hin einordnen zu können. Dafür benötigen Pflegepersonen ein Vorverständnis, welches sich aus ihren eigenen Erlebnissen, den eigenen Erfahrungen, dem spezifischen Fachwissen und den bereits generierten wissenschaftlichen Erkenntnissen zusammensetzt. Aufgrund dessen wird eine Vermutung (Hypothese) über die Beobachtung oder Wahrnehmung angestellt, die im Weiteren vertieft sowie reflektiert und mit neuen Informationen weiterentwickelt wird. Dabei kann es durch den vertieften Erkenntnisgewinn zu neuen Vermutungen kommen, bestehende können präzisiert oder auch verworfen werden. Aufbauend darauf wird die nun präzisierte Vermutung mit Fachwissen bzw. Beurteilungsinstrumenten auf Merkmale hin überprüft und in Form einer möglichen Pflegediagnose abgeleitet. Im letzten Schritt wird das Phänomen in Zusammenschau mit der Lebenswelt betrachtet, um die Bedeutung des Phänomens im Leben des Menschen und die wechselseitigen Einflüsse zu erkennen. In komplexen Fallsituationen ist es angebracht, die Teilbereiche separat zu analysieren, um eine angemessene Lösung der Herausforderungen in der Situation zu erreichen.

Nachfolgend wird die Vorgehensweise bei der klinischen Entscheidungsfindung anhand einer Fallsituation in einzelnen Schritten dargestellt, um Nachvollziehbarkeit bestmöglich gewährleisten zu können.

3.2 Schritte der klinischen Entscheidungsfindung

Die Schritte der klinischen Entscheidungsfindung orientieren sich an den Ausführungen von Gordon & Bartholomeyczik (2001).

- **Erster Schritt:**
  - Erfassung der Reaktionen, relevanten Daten und Informationen mittels schriftlicher Darstellung – Informationen aus Anamnese, Assessments
  - **Clustern**
- **Zweiter Schritt:**
  - Erkennen und Hinterfragen der Bedeutung – Erfassen der Zusammenhänge
  - **Erkennen von Mustern**

- **Dritter Schritt:**
  - Hinter diesen Mustern aktuelle Gesundheitsprobleme und Lebensprozesse erfassen können
  - **Klinische Beurteilung**
- **Vierter Schritt:**
  - Ableiten der möglichen Pflegediagnosen, Priorisierung der relevantesten Pflegediagnose
  - **Präzise Diagnostik**

3.3 Die Fallbeschreibung

Fr. Sommer ist 74 Jahre alt. Sie wohnt alleine in ihrer Wohnung im 3. Stock, ohne Lift, am Stadtrand. Aufgrund eines Sturzes wurde sie auf die chirurgische Abteilung eines Krankenhauses eingeliefert. Diagnose: Oberschenkelhalsfraktur. Bei der OP wurde eine Totalendoprothese (TEP) eingesetzt. Fr. Sommer kann laut dem operierenden Arzt zügig nach dem vorliegenden Mobilisationsschema mobilisiert werden. Bei allen Schritten der Mobilisierung und während der gesamten Unterstützung bei den beeinträchtigten Aktivitäten des täglichen Lebens (ATLs) zeigt sich, dass Fr. Sommer sehr ängstlich ist und auch immer wieder in Tränen ausbricht. Sie äußert darüber hinaus, große Angst zu haben, erneut zu stürzen, und möchte so schnell wie möglich wieder nach Hause. Ihre Tochter, die sie hin und wieder besucht, ist auch sehr in Sorge und kann sich nicht vorstellen, wie Fr. Sommer die Situation zu Hause bewältigen soll.

Die Umsetzung der Schritte der klinischen Entscheidungsfindung wird nun anhand der Erstellung einer Concept Map visualisiert.

3.3.1 Erster Schritt – Erfassung der Reaktionen, relevanten Daten und Informationen

Der erste Schritt dient dazu, die Reaktionen, relevanten Daten und Informationen aus der Fallsituation durch ein sogenanntes *Clustern* zu visualisieren und schriftlich darzustellen. Dadurch werden, ident mit der Definition der Pflegediagnostik, vor allem die Reaktionen aller Beteiligten in den Vordergrund gerückt und anhand der nachfolgenden Prozessschritte kann die klinische Beurteilung abgeleitet werden.

Die Definition der Pflegediagnose lautet:

„Eine Pflegediagnose stellt eine klinische Beurteilung menschlicher Reaktionen auf Gesundheitsprobleme/Lebensprozesse oder der Gefahr (Vulnerabilität) dieser Reaktion eines Individuums, der Familie oder einer Gemeinschaft dar" (Doenges et al., 2016).

In der nachfolgenden Abbildung wird anhand der Fallsituation die Erstellung dieser Visualisierung/das Clustern aufgezeigt. Die relevanten Daten und Informationen und vor allem die Reaktionen werden dargestellt.

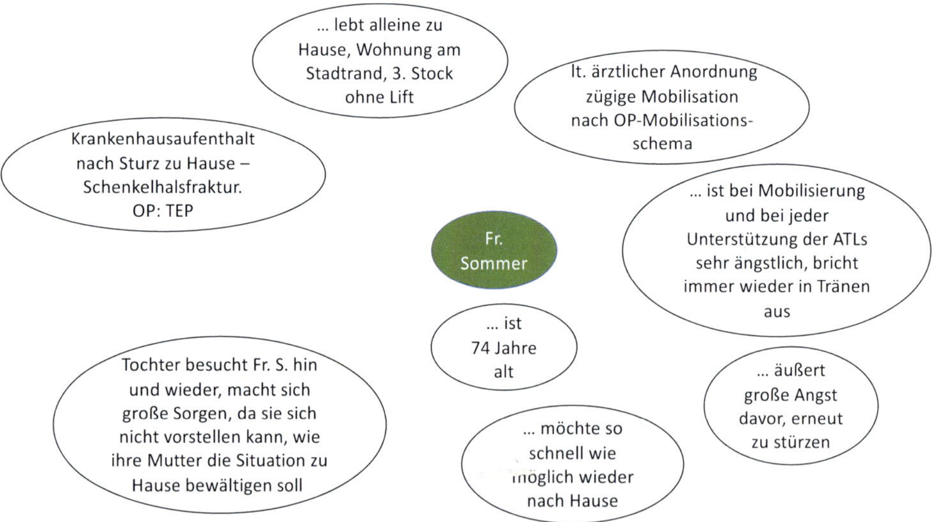

Wie bereits vorhergehend beschrieben, ist es in diesem Schritt von größter Bedeutung, dass die Visualisierung authentisch aufgezeigt wird und keine eigenen Interpretationen und Ableitungen getätigt werden.

3.3.2 Zweiter Schritt – Erkennen von Mustern

In diesem Schritt geht es um die Analyse der Reaktionen, Daten und Informationen. Ressourcen und Herausforderungen werden analysiert und mit roter (herausfordernde/gefährdende Faktoren) und blauer (fördernde/förderliche Faktoren) Farbe umrahmt. Dabei können bei entsprechender Begründung die einzelnen Cluster auch beides darstellen, Herausforderungen/gefährdende Faktoren und Ressourcen/fördernde Faktoren werden dann mit beiden Farben (rot und blau) umrahmt. Es hängt entscheidend vom eigenen Vorverständnis, von eigenen Vorerfahrungen, vom eigenen Wissensstand und der eigenen Perspektive ab, was als förderlicher oder gefährdender Faktor erfasst wird. Diese Reflexion und Erkenntnis ist ein wichtiger Bestandteil dieses Prozessschrittes.

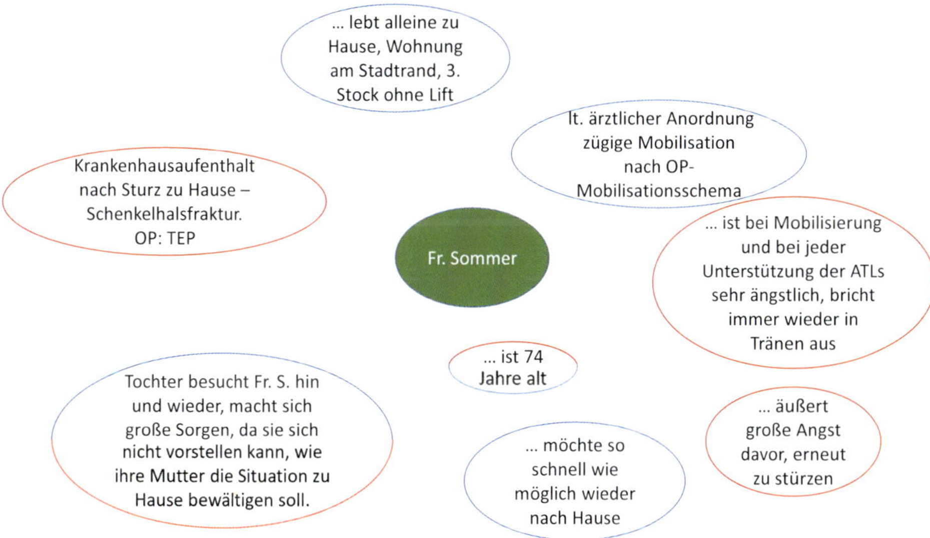

Das Erfassen der Zusammenhänge mit der Zuschreibung der Bedeutung der Reaktionen für die betroffene Person wird durch Pfeile mit plus + und minus – dargestellt. Dabei ist es wichtig, hemmende/gefährdende Zusammenhänge und förderliche/fördernde Zusammenhänge zu analysieren und zu thematisieren und nicht positive und negative Zusammenhänge, denn die Erfahrung der Verfasserinnen zeigt, dass die Wörter „negativ" und „positiv" sehr polarisieren und offene Denkprozesse beeinflussen.

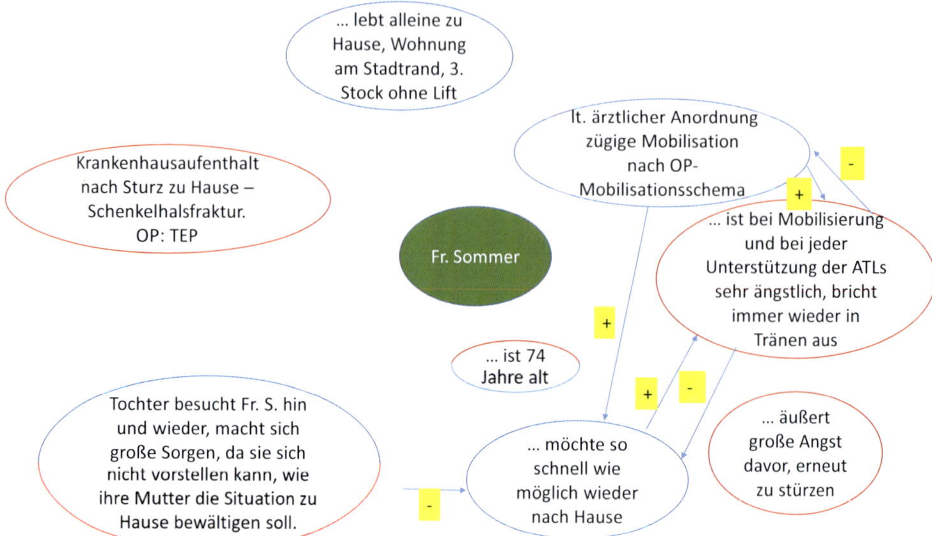

In diesem Schritt können die Zusammenhänge und Muster zwischen den Reaktionen, Daten und Informationen immer besser erkannt und das Fallverständnis sukzessive erweitert werden.

3.3.3 Dritter Schritt – klinische Entscheidungsfindung

Ausgehend von diesem Erkenntnisgewinn können Lebensprozesse und Gesundheitsprobleme definiert sowie Gesundheitsprobleme in Lebensprozessen abgeleitet werden.

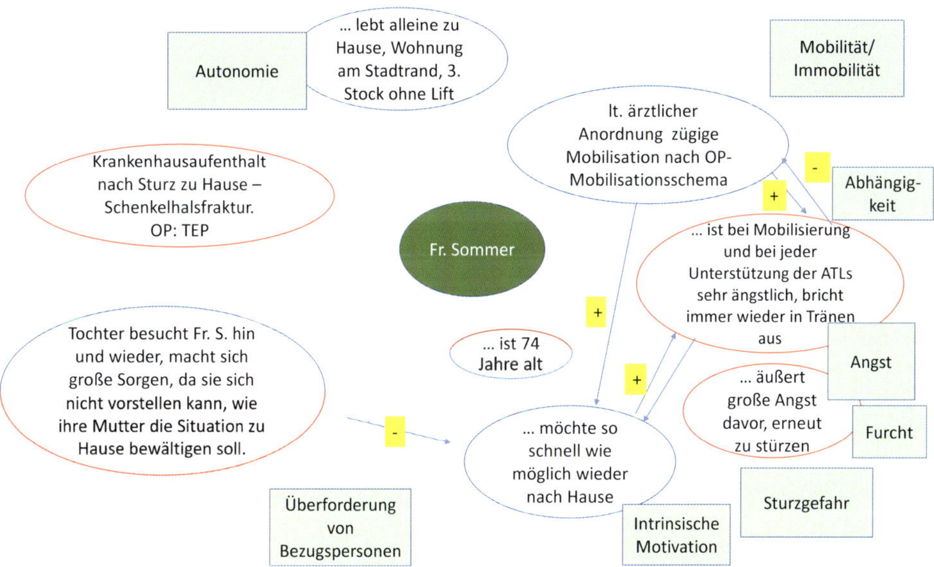

Diese Ableitungen von Gesundheitsproblemen und Lebensprozessen sollen offen formuliert werden. Eine Orientierung an den Bezeichnungen der Domänen des NANDA-I-Klassifikationssystems ist möglich. Auch Benennungen von Pflegediagnosetiteln können bereits angeführt werden. Aber eine Offenheit im Denkprozess ist wichtig, da nicht alle Phänomene menschlichen Seins in Pflegediagnosen abgebildet werden können und es auch nicht sind.

Der nächste Schritt führt dann zur Ableitung aller möglichen Pflegediagnosen, die in der Fallsituation relevant sind.

3.3.4 Vierter Schritt – präzise Diagnostik

Im letzten Schritt, dem Prozessschritt der präzisen Diagnostik, werden zuerst alle Pflegediagnosen, die sich aus der Concept Map ableiten lassen, dargestellt. Die Ableitung, ausgehend von den Gesundheitsproblemen und Lebensprozessen, muss fachlich fundiert anhand der zugrundeliegenden Reaktionen, Daten und Informationen, die aus der Concept Map abgeleitet werden können, begründet werden. Mit dieser Begründung wird auch bereits ersichtlich, welche Diagnosen eine entsprechende Reichweite und das Potenzial haben, die relevanten Aspekte der Fallsituation umfassend zu berücksichtigen. Diese Reichweite zeigt sich darin, dass sich viele Reaktionen, Daten und Informationen aus der Fallsituation entweder als beeinflussende Faktoren oder Symptome in einer problemzentrierten Diagnose oder als Risikofaktoren in einer Risikodiagnose zeigen, oder aber in einer Syndromdiagnose gebündelt dargestellt werden können. Auch die Bereitschaft mitzuwirken kann anhand von Reaktionen oder Beobachtungen erfasst und in einer Gesundheitsförderungsdiagnose abgebildet werden. Gerade die Gesundheitsförderungsdiagnosen haben eine sehr große Bedeutung für das zukünftige pflegerische Handlungsfeld.

Nachfolgend wird anhand der angeführten Fallsituation der Prozess der Priorisierung aufgezeigt.

3.4 Ableitung von möglichen Pflegediagnosen

Die Relevanz wird mit der Definition der Pflegediagnose abgeglichenen und anhand der entsprechenden Daten, Informationen und Reaktionen aus der Fallsituation heraus begründet. Diese Reaktionen, Daten und Informationen werden mit den Ausführungen im jeweils zugehörigen, evidenzbasierten Pflegediagnosenkonzept abgeglichen. Die unten angeführten Pflegediagnosen wurden aus dem Buch *Pflegediagnosen und Pflegemaßnahmen* von Doenges et al. (2016) abgeleitet und beziehen sich hier auf die in den vorhergehenden Prozessschritten der klinischen Entscheidungsfindung bearbeitete Fallsituation von Fr. Sommer. Im Rahmen der Begründung ist es wichtig, zu entscheiden, ob ableitbare Daten, Informationen und Reaktionen in der Fallsituation gegeben sind oder ob sich aus den Daten, Informationen oder Reaktionen Annahmen ableiten lassen, zu denen noch weitere Informationen gesammelt werden müssen.

- Gefahr eines Frailty-Syndroms im Alter
  Ableitbare Daten, Informationen und Reaktionen: Alter, weibliches Geschlecht, Angst, Furcht vor dem Sturz, Sturz in der Vorgeschichte, Beeinträchtigung der Mobilität, alleinlebend

- Selbstversorgungsdefizit: sich kleiden, Körperpflege, Toilettenbenutzung
  Es ist davon auszugehen, dass diese ATLs aufgrund der Folgen der TEP-OP und der sich daraus ergebenden Einschränkungen beeinträchtigt sind – genaue Informationen müssen noch gesammelt werden.
- Bereitschaft für eine gesteigerte Hoffnung
  Fr. Sommer äußert den Wunsch, so schnell wie möglich nach Hause zu wollen. Das weist auf intrinsische Motivation und Bereitschaft für eine gesteigerte Hoffnung hin.
- Gefahr eines situationsbedingt geringen Selbstwertgefühls
  Erfasste Risikofaktoren: Reduzierte Kontrolle über das Umfeld (Krankenhausumgebung, TEP-OP), Veränderung des Körperbilds (Fraktur mit Beeinträchtigungen, TEP-OP), funktionale Beeinträchtigung in Bezug auf die Mobilität (Sturzangst, Fraktur, TEP-OP)
- Beeinträchtigte soziale Interaktion
  Es ist davon auszugehen, dass durch die beeinträchtigte Mobilität auch ein Einfluss auf die soziale Interaktion gegeben ist. Weitere Beobachtungen und Informationen müssen noch gesammelt werden.
- Gefahr einer Rollenüberlastung der pflegenden Bezugsperson
  Unvorhersehbarkeit des Krankheitsverlaufs ist aufgrund folgender Reaktionen gegeben: Bei allen Schritten der Mobilisierung und während der gesamten Unterstützung bei den beeinträchtigten ATLs zeigt sich, dass Fr. Sommer sehr ängstlich ist und auch immer wieder in Tränen ausbricht. Sie äußert darüber hinaus, große Angst zu haben, erneut zu stürzen, und auch die Reaktion der Tochter unterstützt die Diagnose: Ihre Tochter, die sie hin und wieder besucht, ist auch sehr in Sorge und kann sich nicht vorstellen, wie Fr. Sommer die Situation zu Hause bewältigen soll.
- Angst
  Reaktionen: Bei allen Schritten der Mobilisierung und während der gesamten Unterstützung bei den beeinträchtigten ATLs zeigt sich, dass Fr. Sommer sehr ängstlich ist und auch immer wieder in Tränen ausbricht. Sie äußert darüber hinaus große Angst vor einem erneuten Sturz.
- Gefährdetes familiäres Coping
  Reaktionen: Ihre Tochter, die sie hin und wieder besucht, ist auch sehr in Sorge und kann sich nicht vorstellen, wie Fr. Sommer die Situation zu Hause bewältigen soll.

- Gefahr einer Machtlosigkeit
  Risikofaktoren, Angst, unwirksame Copingstrategien, Rolle der pflegenden Bezugsperson, Unvorhersehbarkeit des Krankheitsverlaufs, Schmerzen (genauere Informationen werden benötigt)
- Gefahr einer beeinträchtigten Resilienz
  Mehrere gleichzeitig vorliegende nachteilige Situationen.

  Daten und Informationen: Sturz, TEP-OP, Krankenhausaufenthalt.

  Reaktionen: Bei allen Schritten der Mobilisierung und während der gesamten Unterstützung bei den beeinträchtigten ATLs zeigt sich, dass Fr. Sommer sehr ängstlich ist und auch immer wieder in Tränen ausbricht. Sie äußert darüber hinaus, große Angst zu haben, erneut zu stürzen, und möchte so schnell wie möglich wieder nach Hause. Ihre Tochter, die sie hin und wieder besucht, ist auch sehr in Sorge und kann sich nicht vorstellen, wie Fr. Sommer die Situation zu Hause bewältigen soll.
- Bereitschaft für eine verbesserte Selbstbestimmung
  Fr. Sommer möchte so schnell wie möglich wieder nach Hause. Das zeigt von einer Bereitschaft für eine verbesserte Selbstbestimmung.
- Stressüberlastung

  Stressoren:

  Daten und Informationen: Krankenhausaufenthalt, TEP-OP

  Reaktionen: Bei allen Schritten der Mobilisierung und während der gesamten Unterstützung bei den beeinträchtigten ATLs zeigt sich, dass Fr. Sommer sehr ängstlich ist und auch immer wieder in Tränen ausbricht. Sie äußert darüber hinaus, große Angst zu haben, erneut zu stürzen, und möchte so schnell wie möglich wieder nach Hause. Ihre Tochter, die sie hin und wieder besucht, ist auch sehr in Sorge und kann sich nicht vorstellen, wie Fr. Sommer die Situation zu Hause bewältigen soll.
- Gefahr einer verzögerten postoperativen Erholung

  Reaktionen: Bei allen Schritten der Mobilisierung und während der gesamten Unterstützung bei den beeinträchtigten ATLs zeigt sich, dass Fr. Sommer sehr ängstlich ist und auch immer wieder in Tränen ausbricht. Sie äußert darüber hinaus, große Angst zu haben, erneut zu stürzen, und möchte so schnell wie möglich wieder nach Hause. Ihre Tochter, die sie hin und wieder besucht, ist auch sehr in Sorge und kann sich nicht vorstellen, wie Fr. Sommer die Situation zu Hause bewältigen soll.

- Sturzgefahr

  Daten und Informationen: Alter, alleinlebend, postoperative Erholungsphase, Sturz in der Vorgeschichte, beeinträchtigte Mobilität, körperlicher Zustand, der den Fuß beeinflusst. Es ist davon auszugehen, dass sie ein Hilfsmittel benötigt, z. B. Unterarmgehstützen. Beeinträchtigter Komfort.

  Reaktionen: Bei allen Schritten der Mobilisierung und während der gesamten Unterstützung bei den beeinträchtigten ATLs zeigt sich, dass Fr. Sommer sehr ängstlich ist und auch immer wieder in Tränen ausbricht. Sie äußert darüber hinaus, große Angst zu haben, erneut zu stürzen, und möchte so schnell wie möglich wieder nach Hause. Ihre Tochter, die sie hin und wieder besucht, ist auch sehr in Sorge und kann sich nicht vorstellen, wie Fr. Sommer die Situation zu Hause bewältigen soll.

- Akuter Schmerz
  Es ist davon auszugehen, dass es aufgrund der OP zu Schmerzen kommt, genaue Informationen müssen jedoch noch gesammelt werden.

3.4.1 Priorisierung der Pflegediagnosen

Nach diesem Schritt wird die am höchsten zu priorisierende Pflegediagnose bestimmt. Sie hat das Potenzial, alle anderen Diagnosen durch die gesetzten Interventionen mitzubeeinflussen. Auch die Reichweite der Diagnose bezüglich der Erfassung der Reaktionen, Daten und Informationen ist ein entscheidender Faktor. Hilfreich dabei ist auch eine Skala zur Messung der Genauigkeit, die von Lunney (2007) entwickelt wurde.

Lunney untersuchte erstmals 1990 in Studien, wie sich die Ausbildung der Pflegenden zur Pflegediagnostik auf die Ableitung von Pflegediagnosen auswirkte. Dafür entwickelte sie eine Möglichkeit zur Messung der Genauigkeit von Pflegediagnosen anhand einer sieben-Punkte-Skala. Dabei konnte sie nachweisen, dass Pflegende, die kontinuierlich mit dem Pflegeprozess arbeiteten, präzisere Pflegediagnosen ableiteten (Lunney, 2007). Diese Skala kann nun umgekehrt auch zur Präzisierung von Diagnosen eingesetzt werden.

Tabelle 2: Skala zur Messung der Genauigkeit von Pflegediagnosen (Lunney, 1990; 1992; Lunney, Karlik, Kiss & Murphey, 1997; zitiert nach Lunney, 2007, S. 64)

Zahl	Kriterien
+5	Die Pflegediagnose stimmt mit allen Merkmalen überein und wird durch hochrelevante Merkmale gestützt. Sie ist akkurat.
+4	Die Pflegediagnose stimmt mit den meisten oder allen Merkmalen überein und wird durch relevante, nicht aber durch ein oder einige hoch relevante Merkmal(e) gestützt.
+3	Die Pflegediagnose stimmt mit vielen Merkmalen überein, erfasst jedoch nicht das Wesentliche der vorhandenen Merkmale.
+2	Einige Merkmale verweisen auf die Pflegediagnose, aber die Anzahl der diagnoserelevanten Merkmale ist zu gering und/oder die Pflegediagnose ist weniger wichtig als andere Pflegediagnosen.
+1	Nur ein oder einige wenige Merkmal(e) verweisen auf die Pflegediagnose.
0	Es gibt keine Merkmale, die auf die Pflegediagnose verweisen. Es wird trotz ausreichend vorhandener Merkmale keine Pflegediagnose formuliert. Die Pflegediagnose kann nicht bewertet werden
-1	Es gibt mehr als ein Merkmal für die Pflegediagnose. Sie ist jedoch aufgrund der Existenz zweier diskrepanter Merkmale auszuschließen.

Nachfolgend wird anhand von vier ausgewählten Pflegediagnosen aufgezeigt, wie eine gegenseitige Beeinflussung der Diagnosen durch Interventionen aussehen kann. Alle vier Pflegediagnosen könnten aufgrund ihrer Reichweite als Pflegediagnose von höchster Priorität eingesetzt werden. Aufgrund der gegebenen Reaktionen, die in dieser kurzen Fallsituation die größte Beeinflussung auf die beteiligten Personen zeigen, wurde die Angst als die Diagnose von höchster Priorität abgeleitet

1. Angst
2. Körperliche Mobilität beeinträchtigt
3. Gefahr eines Frailty-Syndroms
4. Bereitschaft für eine gesteigerte Hoffnung

Begründung der Priorisierung und Aufzeigen der Beeinflussung der anderen Pflegediagnosen:

Reduziert sich das ängstliche Verhalten von Fr. Sommer, das sich bei allen beeinträchtigten ATLs, bei der Mobilität sowie bei der Angst vor einem Sturz zeigt (sehr große Reichweite), dann können auch die Interventionen zur Verbesserung der Mobilität laut Mobilitätsschema zügig voranschreiten und Fortschritte in der Mobilität erzielt werden. Die Gefahr eines Frailty-Syndroms verringert sich in Bezug auf die Angst sowie die Mobilität und die Bereitschaft für gesteigerte Hoffnung wird gestärkt. Fr. Sommer wird ihrem Wunsch, so schnell wie möglich nach Hause gehen zu können, immer näher kommen.

3.4.2 Ausformulierung der zu höchst priorisierenden Pflegediagnose

Pflegediagnosentitel Angst:

Definiton: „Unbestimmtes Gefühl des Unbehagens und der Bedrohung, das von einer autonomen Reaktion begleitet wird (häufig unbestimmte oder dem Individuum unbekannte Quelle); eine Besorgnis, die durch die vorweggenommene Gefahr hervorgerufen wird. Es ist ein Warnsignal für drohende Gefahr und ermöglicht es dem Individuum, Maßnahmen zum Umgang mit dieser Gefahr einzuleiten." (Doenges, Moorhouse & Murr, 2016, S. 148)

Beinflussende Faktoren/Einflussfaktoren/[E]:

Wesentliche Änderung der Umgebung/des Gesundheitszustandes, Stressoren, Bedrohung des aktuellen Status: *Krankenhausaufenthalt nach Sturz zu Hause, chirurgischer Eingriff Totalendoprothese*

Wesentliche Änderung der Rollenfunktion, zwischenmenschliche Übertragung: *Die Tochter ist sehr in Sorge und kann sich nicht vorstellen, wie Fr. Sommer die Situation zu Hause bewältigen soll.*

Unbefriedigende Bedürfnisse: *Fr. Sommer möchte so schnell wie möglich wieder nach Hause.*

Bestimmende Merkmale/Symptome [S]:

Verhaltens- und gefühlsbezogen/Besorgnis/Unsicherheit, kognitiv:

Furcht: *Fr. Sommer zeigt sich bei allen Schritten der Mobilisierung und während der gesamten Unterstützung bei den beeinträchtigten ATLs sehr ängstlich und bricht auch immer wieder in Tränen aus, äußert darüber hinaus große Angst davor, erneut zu stürzen.*

Ziele:

- Nahziel (bis zum 3. postoperativen Tag)
  Die Patientin kann bis zum 3. postoperativen Tag ihre Ängste bei der Un-

terstützung der beeinträchtigen ATLs und der Mobilisierung aussprechen.
Fr. Sommer kennt diesbezüglich die Auslöser ihrer Ängste und kann sie benennen.
Fr. Sommer äußert, dass die Angst sich auf ein für sie erträgliches Maß reduziert hat.
Die Tochter äußert, dass sich ihre Sorge um die Situation in Bezug auf die Entlassung ihrer Mutter reduziert hat.

- Fernziel (bis zur Entlassung)
  Fr. Sommer benennt bis zur Entlassung Copingstrategien, die ihr helfen, mit ihren Ängsten bezüglich der ATLs und der Mobilität umzugehen.
  Fr. Sommer kann bis zur Entlassung die beeinträchtigten ATLs und die Mobilitätsschritte nach dem Mobilitätsschema ohne Unterstützung einer Pflegeperson durchführen.
  Die Tochter kann bis zum Tag der Entlassung ihrer Mutter Unterstützungsmöglichkeiten benennen, die ihrer Mutter helfen, die Situation zu Hause zu bewältigen.

Interventionen

- **Pflegepriorität 1: Einschätzen des Ausmaßes der Angst**

  Die DGKP führt Montag, Mittwoch und Freitag nach der Körperpflege ein Assessment zur Einschätzung und Verlaufskontrolle der Gefühlssituation von Fr. Sommer in Bezug auf das ängstliche Verhalten durch.

  Die DGKP ermutigt am Dienstag und Donnerstag in der Besuchszeit um 14:00 die Tochter von Fr. Sommer, über ihre Ängste zu sprechen.

  Die DGKP führt mit Fr. Sommer und ihrer Tochter ein 15-Minute-Family-Interview durch, um ihnen die Möglichkeit zu geben, die gegenseitigen Ängste und Sorgen zu erfahren.

- **Pflegepriorität 2: Unterstützung der Klientin in der Auseinandersetzung mit ihren Problemen** sowie
- **Pflegepriorität 3: Fördern von Wohlbefinden (Schulungs- und Entlastungsmethoden)**

  DGKP, PFA und PA vermeiden Stressübertragungsphänomene, nehmen sich bei jedem Kontakt mit Fr. Sommer bewusst Zeit und lassen sich auf sie ein.

DGKP, PFA und PA geben Fr. Sommer bei jeder Unterstützung während der beeinträchtigen ATLs und bei der Mobilisation Zeit, um über ihre Gefühle zu sprechen.

Die DGKP führt jeden Morgen vor der Körperpflege mit Fr. Sommer ein Informationsgespräch über den geplanten Ablauf des Tages und die vorgesehenen Interventionen durch.

Die DGKP ermutigt Fr. Sommer nach der Unterstützung bei der Körperpflege, über bisherige Bewältigungsstrategien in schwierigen Situationen nachzudenken.

Die DGKP ermutigt Fr. Sommer nach der Durchführung der Mobilisation laut Mobilisationsschema, über ihre Gefühle zu sprechen.

Die DGKP führt jeden Tag nach der Körperpflege mit Fr. Sommer zusätzlich Mikroschulungen durch, um ihr Sicherheit bei Bewegungen zu geben, bei denen Fr. Sommer ängstliches Verhalten zeigte.

Die DGKP führt mit Fr. Sommer einmalig am Montag um 13:00 ein Informationsgespräch über Bewältigungsstrategien durch.

Die DGKP führt mit Fr. Sommer am Montag, Mittwoch und Freitag am Nachmittag um 14:00 ein Motivational Interview durch, um ihr die Auseinandersetzung mit ihren Gefühlen und Bewältigungsstrategien zu ermöglichen.

Die DGKP erstellt und erweitert nach jedem Motivational Interview mit Fr. Sommer eine Liste mit Bewältigungsstrategien, die Fr. Sommer bisher geholfen haben und/oder die sie ausprobieren möchte.

Die DGKP führt mit der Tochter jeden Dienstag um 14:00 ein Motivational Interview durch, um ihr eine Auseinandersetzung mit ihren Sorgen und ihrer Rolle in dieser Situation zu ermöglichen.

Die DGKP vereinbart eine Woche vor der Entlassung mit Fr. Sommer und ihrer Tochter einen Termin für ein Informationsgespräch über den geplanten Reha-Aufenthalt und die Möglichkeiten der Betreuung zu Hause.

Die DGKP führt 3 Tage vor der Entlassung am Nachmittag um 14:00 ein Familiengespräch durch, in dem sich Mutter und Tochter gemeinsam über die weitere Vorgehensweise in Bezug auf die Entlassung beraten und entscheiden können.

4 Beispielfall

Im Folgenden findet sich ein weiterer Beispielfall, der als Orientierung für die Ausarbeitung der weiteren Fälle dienen soll. Die Ergebnisse werden im Anschluss an den Fall in Form eines möglichen Lösungsansatzes dargestellt. Dabei gilt es zu beachten, dass die Ausarbeitung dieses Falles als hermeneutische Fallinterpretation von Pflegenden bzw. Lehrenden mit ihrem jeweils individuellen fachlichen Wissen und unterschiedlichen praktischen Vorerfahrungen erfolgt ist. Es soll verdeutlicht werden, dass es für eine solche Fallbearbeitung nicht DIE einzig wahre Lösung geben kann, da im Sinne eines hermeneutischen Fallverständnisses mehrere Wege gegangen werden können. Zentral ist, die getroffene Entscheidung für die priorisierten Pflegediagnosen nachvollziehbar darzustellen und die Auswahl begründen zu können. Ziel in der Bearbeitung ist die Identifikation der Pflegediagnosen mit der höchsten Priorität für die Steigerung des Wohlbefindens und/oder die Verbesserung des Gesundungsprozesses des vorgestellten Patienten im Kontext seines Umfeldes.

Bei Bearbeitungen erfolgt die fachlich korrekte Anwendung des Pflegeprozesses anhand der folgenden Schritte:

- Identifikation und Ableitung der zu höchst priorisierenden Pflegediagnose
- Darstellung der bestimmenden Merkmale und beeinflussenden Faktoren oder der Risikofaktoren
- fachlich korrekte Ableitung und Formulierung der Pflegeziele
- fachlich korrekte Ableitung und Formulierung der Pflegemaßnahmen/Interventionen
- Festlegung eines ersten Evaluationszeitpunktes

Es wurden anhand der Erarbeitung im Rahmen der Concept Map relevante Pflegediagnosen abgeleitet und die Pflegediagnose mit der höchsten Priorität ausgearbeitet.

Muster-Fallbeispiel

Situationsbeschreibung:

Dieses Fallbeispiel ist auf S. 80 abgedruckt, sollten Sie es zuerst selbst durcharbeiten wollen.

Vor drei Tagen wurde Hr. M. auf der kardiologischen Intensivstation mit Verdacht auf akuten

Myokardinfarkt aufgenommen. Grund für die Aufnahme war die Tatsache, dass er während einer Besprechung in seiner Redaktion plötzlich akute thorakale Beschwerden äußerte und kurz darauf bewusstlos am Boden zusammenbrach. Die Kolleg*innen begannen umgehend mit der Reanimation und Hr. M. erlangte auch nach kurzer Zeit spontan wieder das Bewusstsein. Er wirkte jedoch sehr benommen und hatte weiterhin Beschwerden. Es wurde umgehend die Rettung verständigt, die nach wenigen Minuten vor Ort war und Hrn. M. entsprechend versorgte. Die aktuellen Laborwerte und die Ergebnisse der durchgeführten Herzkatheteruntersuchung bestätigten den Verschluss eines Koronargefäßes, welches mit drei Stents wiedereröffnet werden konnte.

Nach drei Tagen intensivmedizinischer Behandlung und Betreuung wird Hr. M. nun auf die Normalstation verlegt. Bei der Übernahme des Patienten von der Intensivstation erhalten Sie die Information, dass der Patient leicht hypoton ist (RR 100/60 mmHg). Des Weiteren weist er einen Ruhepuls von 100 Schlägen pro Minute sowie bei Mobilisation einen Puls von 135 Schlägen pro Minute auf. Ebenso zeigt der Patient ausgeprägte Belastungsdyspnoe mit Schwindelgefühl, weshalb bisher lediglich eine Mobilisation ins „Herzbett" möglich war. In dieser Position ist es ihm möglich, selbstständig kleine Mengen zu essen. Ebenso führt Hr. M. die Körperpflege im „Herzbett" durch. Dabei wäscht er sich Gesicht, Arme, Hände und Oberkörper selbst, die weitere Körperpflege wird von einer Pflegeperson unterstützend übernommen. Dies ist ihm jedoch sehr unangenehm und peinlich, v. a. in Anbetracht der Tatsache, dass weitere Patienten im Zimmer sind und zusehen können. Bezüglich der Ausscheidung verwendet Hr. M. selbstständig die Harnflasche, wenn diese in Reichweite gebracht wurde. Er hofft und wünscht sich, dass er so rasch wie möglich wieder Selbstständigkeit in den Aktivitäten des täglichen Lebens erlangt, damit er sich nicht mehr so abhängig und hilflos fühlt.

Weiters ist derzeit eine kontinuierliche Überwachung der Vitalparameter Blutdruck, Atemfrequenz, Puls und Sauerstoffsättigung mittels Monitor erforderlich. Die Geräusche und Alarme des Geräts sorgen bei Hrn. M. für Unsicherheit. Vor allem in der Nacht fühlt er sich dadurch gestört, hat Schwierigkeiten beim Ein- und Durchschlafen. Zudem hat der Patient eine vorgegebene Flüssigkeitseinschränkung von 1,5 l aufgrund seiner eingeschränkten Linksventrikelfunktion. Hr. M. erhält aufgrund seiner Atemnot und peripheren Sauerstoffsättigung von 90% kontinuierlich 2 Liter Sauerstoff über die Nasenbrille, bei Belastung und Abfall der O_2-Sättigung kann die O_2-Gabe laut ärztlicher Anordnung auf bis zu 5 l/min erhöht werden. Er hat am linken Unterarm eine periphere Venenverweilkanüle (grün, liegt den 4. Tag), welche mit einem Folienverband versorgt wurde. Er erhält derzeit Antikoagulantien p.o., Antihypertensiva p.o., Lasix i.v. sowie einen Lipidsenker p.o.

Problembeschreibung:

Hr. M. ist 51 Jahre alt, 175cm groß und wiegt 94kg. Er ist Redaktionsleiter einer kleinen Zeitschrift und hat sechs Mitarbeiter*innen in seinem Team, für die er verantwortlich ist. Er ist geschieden und hat zwei erwachsene Kinder zu denen er wenig, aber guten Kontakt hat.

Er wohnt in einem Appartement im 8. Stock mit Lift. Er arbeitet ca. 65 Stunden in der Woche, liest gerne Tageszeitung und geht – sofern es die Zeit zulässt – mit Freund*innen gelegentlich in Jazzclubs. Er hat eine Vorliebe für gutes Essen – auch relativ fettige Hausmannskost, wie z.B. Schweinsbraten, in Schmalz herausgebackene Schnitzel oder Grammelknödel, dazu dürfen für Hrn. M. ein bis zwei Gläser Bier oder Wein nicht fehlen. Auch am Abend trinkt er gerne ein oder zwei Gläser Wein, damit er besser schlafen kann. Sport bzw. Bewegung betreibt Hr. M. fast gar nicht. Er fährt z.B. auch die kurze Strecke zur Arbeit mit seinem „fetzigen" Porsche Cabriolet, wie er erzählt.

Klinische Informationen und Diagnosen:

- Myokardinfarkt (Ramus circumflexus)
- St.p. Reanimation
- Linksventrikuläre Dysfunktion
- Adipositas

Aktuelle Medikation:

- Antikoagulantien p.o.
- Antihypertensiva p.o.
- Sauerstofftherapie von 2 l–5 l O_2/min
- Diuretikum i.v.
- Lipidsenker p.o.

Fallbearbeitung – Beispiel

Die für die Bearbeitung herangezogene, grundlegende Vorgehensweise wurde bereits in den vorhergehenden Kapiteln erläutert.

Die Ressourcen wurden in der folgenden Concept Map blau, alle Herausforderungen rot umrandet. Die Zusammenhänge und deren Richtungen wurden mit Pfeilen dargestellt. Konnte aufgrund der Informationen in der Situations- bzw. Problembeschreibung identifiziert werden, ob die Zusammenhänge der Aspekte einen förderlichen (**+**) oder einen gefährdenden (**–**) Einfluss haben, so wurden die Pfeile mit Symbolen gekennzeichnet. Anhand der Verbindungen wurden aktuelle Gesundheitsprobleme und Lebensprozesse ersichtlich. Diese wurden in der Concept Map mittels rechteckiger Kästchen und in grüner Schrift dargestellt. Von diesen wurden im Folgeschritt die möglichen Pflegediagnosen abgeleitet.

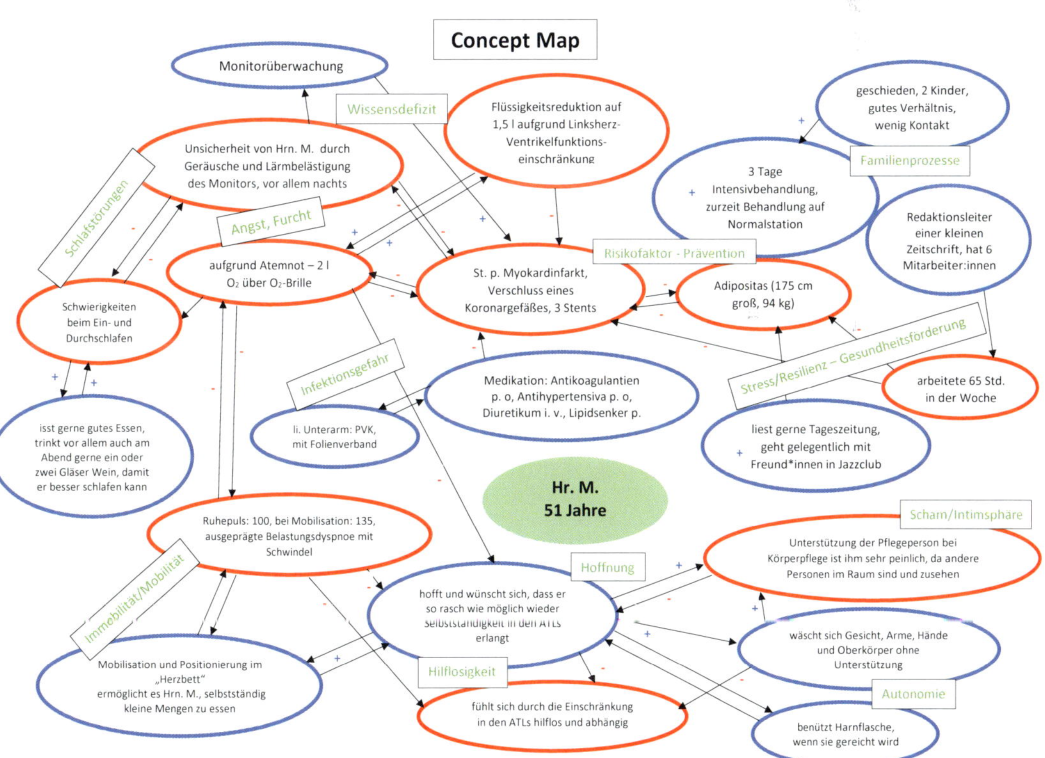

Pflegeplanung Hr. M.

Pflegediagnose: Gefahr einer Aktivitätsintoleranz

Definition: „Risiko, einen Mangel an ungenügender physiologischer oder psychischer Energie zu erfahren, um erforderliche oder erwünschte alltägliche Aktivitäten durchzuhalten oder abzuschließen" (Doenges, Moorhouse & Murr, 2016, S. 141).

Diese Diagnose wurde gewählt, da sich darunter die meisten Aspekte aus der Concept Map, die für Hrn. M. derzeit belastend sind, subsummieren und beeinflussen lassen.

Risikofaktoren

- St. p. Myokardinfarkt mit Stents
- vorhandene Kreislaufprobleme (Hypotonie, Tachykardie)
- Belastungsdyspnoe mit Schwindelgefühl
- Sauerstofftherapie wegen Atemnot und Sauerstoffsättigung = 90 %
- Unerfahrenheit in der Ausübung der Aktivitäten des täglichen Lebens bedingt durch neue Lebenssituation (reduzierter Allgemeinzustand) mit Einschränkungen in den ATLs essen und trinken, waschen und kleiden, Ausscheidung
- Unkenntnis über die Zusammenhänge seiner Erkrankung mit Faktoren wie Stress, Adipositas, Dyspnoe, körperliche Schwäche
- psychische Herausforderungen: Gefühle der Unsicherheit, Angst, Furcht, Scham

Ressourcen

Hr. M hofft und wünscht sich, dass er so rasch wie möglich wieder Selbstständigkeit in den Aktivitäten des täglichen Lebens erlangt.

Hr. M. hat zwei Kinder, zu denen er guten Kontakt hat.

Hr. M. kann seine Körperpflege teilweise selbst durchführen (wäscht sich derzeit Gesicht, Arme, Hände und Oberkörper ohne Unterstützung).

Ziele

Nahziele

Hr. M. teilt mit, dass er die Auswirkungen seiner Erkrankung und die Zusammenhänge hinsichtlich der Therapiemaßnahmen, wie Sauerstoffgabe, Monitorüberwachung der Vitalparameter und Flüssigkeitseinschränkung versteht und benennen kann. (nach 3 Tagen)

Hr. M. gibt an, zu verstehen, dass sein gegenwärtiger Gesundheitszustand eine Einschränkung der Selbstständigkeit und Aktivität mit sich bringt und Unterstützung notwendig ist. (3 Tage)

Hr. M. äußert, dass die Unsicherheit hinsichtlich der Geräusche und Alarme der Monitorüberwachung reduziert und seine Schlafqualität verbessert ist. (1 Woche)

Hr. M. nimmt am interdisziplinären, individuell angepassten Aktivierungsplan teil, um seine Leistungsfähigkeit zu verbessern. (täglich)

Hr. M. äußert, dass sich sein Gefühl der Hilflosigkeit und Unselbstständigkeit verringert hat. (1 Woche)

Fernziele

Hr. M. benennt und erkennt Symptome (zunehmende Zyanose, Atemnot, Tachykardie, Schwindel), die im Rahmen des Selbstmanagements im Umgang mit seiner Erkrankung eine medizinische Abklärung erfordern. (1 Tag vor der Entlassung/nach 3 Wochen)

Hr. M. äußert, dass er motiviert ist, an einem weiterführenden Aktivierungsprogramm teilzunehmen, um seine erwünschten alltäglichen Aktivitäten wieder durchführen zu können. (1 Tag vor der Entlassung/3 Wochen)

Hr. M. kann Personen (z. B. Familie, Freund*innen etc.) in seinem Leben benennen, die als unterstützende Faktoren und Widerstandsressourcen in herausfordernden Situationen (z. B. psychische Belastungen, soziale Aspekte wie Einsamkeit etc.) genutzt werden können. (1 Tag vor der Entlassung/3 Wochen)

Hr. M. kennt, versteht und benennt die Zusammenhänge zwischen Adipositas, seiner Erkrankung und aktivitätsfördernden Elementen wie z. B. Bewegung. (2 Wochen)

Maßnahmen

Interdisziplinäre Zusammenarbeit

- Vermittlung eines Arztgespräches zur grundsätzlichen Aufklärung hinsichtlich der Erkrankung und der therapeutischen Maßnahmen
- DGKP dispensiert die verordnete Medikation und kontrolliert die Einnahme (1 x tgl. im Rahmen der stationsüblichen Arbeitsabläufe)
- Interdisziplinäre und multiprofessionelle Erstellung eines angepassten Aktivierungsplanes entsprechend dem Allgemeinzustand von Hrn. M. durch Physiotherapie, Medizin und Pflege (DGKP)
- Beobachtung und Kontrolle der Vitalparameter (Herzfrequenz, Blutdruck, Atemfrequenz, SpO_2) laut ärztlicher Anordnung und vor/während/nach der Mobilisation und Körperpflege (DGKP, PFA)
- Beobachtung des Patienten hinsichtlich Symptomen wie Belastungsdyspnoe und Schwindel bei der Durchführung aller pflegerischen Maßnahmen (DGKP, PFA)
- Bei Abweichungen der Vitalparameter vom ärztlich vorgegebenen Toleranzbereich Abbruch der jeweiligen Intervention und sofortiger Kontakt mit dem medizinischen Team (DGKP, PFA)

Familien- und Patientenedukation

Informationsvermittlung/Aufklärung/Anleitung

- Aufklärung des Patienten hinsichtlich des ärztlich definierten Toleranzbereiches der Vitalparameter und Hinweis auf die Bedeutung dieser im Rahmen seiner Erkrankung. Durchführung: täglich im Rahmen der Kontrolle der Vitalparameter (DGKP)
- Anleitung zur Selbstbeobachtung der Zeichen einer Dyspnoe im Rahmen von Aktivitäten und Mobilisation (DGKP)
- Information hinsichtlich der Zusammenhänge zwischen dem Auftreten einer Dyspnoe und der Erkrankung des Patienten während Aktivitäten und Mobilisation. Durchführung: im Rahmen eines geplanten Informationsgespräches in der ersten und dritten Behandlungswoche (DGKP)
- Aufklärung des Patienten hinsichtlich der Vorgehensweise und der zu beachtenden Aspekte bei der Verabreichung von Sauerstoff. Durchführung: im Rahmen eines geplanten Informationsgespräches zu Beginn der Sauerstofftherapie und falls erforderlich (z.B. Patient zeigt Wis-

sensdefizite, hinterfragt die Notwendigkeit) geplante Wiederholungen der Informationssequenz (DGKP)

- Aufklärung des Patienten über die Notwendigkeit der Erstellung einer Flüssigkeitsbilanz im Zusammenhang mit seiner Erkrankung und Anleitung zum Führen eines Trinkprotokolls. Durchführung: im Rahmen eines geplanten Informationsgespräches zu Beginn der Ein- und Ausfuhrdokumentation und falls erforderlich (z. B. Patient zeigt Wissensdefizite, hinterfragt die Notwendigkeit) geplante Wiederholungen der Informationssequenz (DGKP)

Schulung

- umfassende Schulung hinsichtlich Symptommanagement, Erkennen von Risikofaktoren (z. B. Adipositas) und Gesundheitsförderung/Prävention (z. B. Teilnahme und Weiterführung des Aktivierungsplans). Durchführung: nach Stabilisation der Akutsituation, spätestens 2–3 Tage vor der Entlassung (DGKP, evtl. in Kooperation mit dem Behandlungsteam)

Beratung

Organisation und Durchführung eines 15-Minute-Family-Interviews (nach Wright & Leahey; systemische Beratung) zur Erfassung gesundheitsgefährdender und gesundheitsfördernder Aspekte in und außerhalb der Familie. Durchführung: nach Stabilisierung der Akutsituation, spätestens eine Woche vor der geplanten Entlassung (DGKP)

Spezifische Pflegemaßnahmen im Rahmen der ATLs

- Klientenzentrierte Gesprächsführung, um eine vertrauensvolle Pflegebeziehung zu ermöglichen und zu fördern. Durchführung: bei jedem Kontakt zwischen Pflegepersonen und Patient (DGKP, PFA, PA)
- Aktivierende, ressourcenorientierte Unterstützung bei der Körperpflege in Abhängigkeit von der Gesamtsituation des Patienten und unter Berücksichtigung der Intimsphäre. Durchführung: mindestens 1 x täglich, z. B. morgens oder abends und nach Wunsch des Patienten (DGKP, PFA)
- Förderung der Selbstständigkeit bei der Nahrungsaufnahme und Berücksichtigung von individuellen Wünschen unter Beachtung der ge-

sundheitlichen Situation. Durchführung: bei jeder Nahrungsaufnahme (DGKP, PFA)

- Förderung der Selbstständigkeit bei der Ausscheidung (z. B. Benutzung von Harnflasche, situationsabhängige Begleitung beim Toilettengang) unter Beachtung der gesundheitlichen Situation. Durchführung: bei jedem Ausscheidungsvorgang (DGKP, PFA, PA)
- Sicherstellung eines schlafermöglichenden Umfeldes durch Lärmreduktion (z. B. leiserer Alarmton während der Nachtstunden, „Ohropax" anbieten und bereitstellen, leise Gespräche während der Nacht), Lichtreduktion und Anwendung von individuellen Schlafritualen. Durchführung: jede Nacht (DGKP, PFA, PA)

Weitere in Betracht gezogene Pflegediagnosen nach *NANDA Pflegediagnosen 2015–2017* waren unter anderem:

- *Bereitschaft für gesteigerte Hoffnung*
- *Gefahr eines Immobilitätssyndroms*
- *Bereitschaft für eine verbesserte Resilienz*
- *Schlaf – beeinträchtigt*

Nachfolgend werden 85 Fallsituationen für eine weitere Bearbeitung im Sinne einer präzisen Diagnostik dargestellt.

5 Fallbeispiele

Setting Akutpflege

Fallbeispiel 1
Urologischer Patient

Hr. M. ist ein 73-jähriger Patient, der seit einigen Jahren an einer Prostatahyperthropie leidet. Er ist bereits länger in urologischer Behandlung deswegen. In letzter Zeit verschlechterte sich die Situation und es ist ihm nur mehr schwer möglich, physiologisch zu urinieren. Sein Urologe hat deshalb vorgeschlagen, die Prostata operativ zu entfernen. Weiters hat er den Verdacht geäußert, dass sich bei Hrn. M. ein Karzinom entwickelt haben könnte. Erhöhte Tumormarker geben Anlass für diesen Verdacht. Hr. M. wird heute bei Ihnen auf der Station 5 der urologischen Abteilung stationär zur geplanten Operation aufgenommen. Geplant ist eine transurethrale Prostataresektion. Hr. M. wurde darüber aufgeklärt, dass er in den ersten postoperativen Tagen einen transurethralen Spülkatheter haben wird. Davor fürchtet er sich sehr, wie er Ihnen beim Aufnahmegespräch mitteilt. Überhaupt ist ihm die Situation sehr peinlich, da er sich schämt, weil er dann sein „Genitalien entblößen müsse", wie er sagt. Außerdem sei er „da unten sehr empfindlich". Die vorangegangenen Untersuchungen (z. B. Zystoskopien, Urinstrahlmessung, Einmalkatheterismus) hat er als „sehr schlimm" empfunden. Er sagt Ihnen auch, dass er sich schon sehr vor der Katheterpflege fürchtet, weil ihm das peinlich und unangenehm ist, wenn junge Pflegerinnen ihn dort anfassen.

Hr. M. ist Pensionist, er war früher Amtsleiter, ist verheiratet und hat zwei erwachsene Töchter, mit denen er „distanzierten Kontakt" hat, wie er sagt. Die beiden sind verheiratet und haben auch schon Kinder. Zu seinen Enkel*innen hat er ein sehr gutes Verhältnis. Seine Gattin hat ihn bei der Aufnahme begleitet und macht auf Sie einen sehr netten Eindruck. Sie versucht, ihren Mann zu beruhigen, und meint, dass er sich doch nicht schämen müsse, denn solche Eingriffe und Tätigkeiten seien für das Pflegepersonal ja tägliches Brot und nichts Besonderes. Sie erwähnt, dass Hr. M. aus einem sehr prüden Elternhaus kommt.

Hr. M. hat sonst keine relevanten Vo∆erkrankungen, lediglich einen etwas erhöhten Blutdruck. Allerdings ist er mit einer Körpergröße von 178 cm und einem Körpergewicht von 152 kg sehr adipös. Seine Frau erwähnt noch, dass er immer wieder in der Leiste Rötungen hätte, weil er so stark schwitzt.

Hr. und Fr. M. leben in einer Altbauwohnung in Wien ohne Lift. Die Gattin wirkt sehr offen und einfühlsam ihrem Mann gegenüber. Hr. M. liest sehr gerne, mit körperlicher Bewegung hat er „nicht viel am Hut", wie seine Gattin beiläufig erwähnt. Er wirkt auf Sie auch ein bisschen tollpatschig und ungelenk in seinen Bewegungen.

Als Sie Hrn. M. für die OP vorbereiten und im Genitalbereich rasieren, bemerken Sie, dass er in beiden Leisten und der Bauchfalte starke Rötungen aufweist. Er selbst hat diese bisher nicht bemerkt und gibt weder Juckreiz noch Schmerzen an.

Nach der Operation kommt Hr. M. mit einem Spülkatheter zurück auf die Station. Sie erfahren vom Operateur, dass dieser wahrscheinlich 2–4 Tage liegen bleiben wird. Bei der Mobilisation bemerken Sie, dass es Hrn. M. sehr schwer fällt, aufzustehen. Er kommt kaum damit zurecht, mit dem Katheter aus dem Bett aufzustehen, und verheddert sich mit dem Ableitschlauch. Von der Physiotherapeutin erfahren Sie auch, dass er sich weigert, mit dem Katheter aus dem Zimmer zu gehen. Er schämt sich dafür, dass alle seinen Urin sehen können.

Wenn seine Gattin kommt, hilft sie ihm gerne beim Aufstehen und geht mit ihm wenigstens ein paar Runden im Zimmer. Der Urologe hat Ihnen mitgeteilt, dass er mit dem Ehepaar M. sprechen möchte. Er hat leider keine guten Nachrichten für Hrn. M.: Erstens hat sich seine Verdachtsdiagnose bestätigt und zweitens wird er den Katheter für einige Zeit behalten müssen. Sie bekommen den Auftrag, Hrn. M. und seine Gattin im Handling mit dem Katheter für daheim zu schulen.

Notizen

Fallbeispiel 2
Patientin mit Myokardinfarkt

Fr. K. (62) wurde vor zwei Tagen auf der kardiologischen Intensivstation mit Verdacht auf akuten Myokardinfarkt aufgenommen. Sie bekam während eines Einkaufs im Supermarkt plötzlich starke thorakale Beschwerden und brach kurz darauf bewusstlos zusammen. Zwei Passant*innen begannen sofort mit der Reanimation und setzten einen Defibrillator (AED) ein. Es wurde umgehend die Rettung verständigt, die bereits nach wenigen Minuten vor Ort war, die weitere Versorgung übernahm und sie ins Krankenhaus brachte. Bei der Aufnahme zeigte sich wieder ein Herzrhythmus und Fr. K. war bedingt ansprechbar. Die Laborwerte, das EKG und die Herzkatheteruntersuchung bestätigten den Myokardinfarkt. Der Verschluss des Koronargefäßes (Ramus circumflexus) konnte während der Angiographie mit zwei Stents wiedereröffnet werden.

Nach drei Tagen intensivmedizinischer Betreuung kann Fr. K. wieder auf die Normalstation verlegt werden. Bei der Übernahme von der Intensivstation erhalten Sie die Information, dass die Patientin leicht hyperton ist (RR 150/90 mmHg), mit einem Ruhepuls von 100 Schlägen pro Minute. Die Mobilisationsversuche sind für Fr. K. noch sehr anstrengend und sie reagiert dabei mit einem Anstieg der Herzfrequenz auf bis zu 140 Schläge pro Minute. Dabei zeigt sie auch eine ausgeprägte Belastungsdyspnoe mit Schwindelgefühl. Mehr als die Mobilisation ins „Herzbett" war deshalb bisher noch nicht möglich.

In der Herzbettpositionierung fühlt sich Fr. K. am besten, sie kann selbstständig kleine Portionen essen und ist in der Lage, sich Gesicht, Arme, Hände und Oberkörper selbst zu waschen. Für die weitere Körperpflege benötigt sie Unterstützung von einer Pflegeperson. Bezüglich der Urinausscheidung ist Fr. K. noch mit einem transurethralen Katheter versorgt, auch weil sie noch eine Therapie zur forcierten Diurese erhält. Sie fühlt sich derzeit sehr abhängig und hilflos. Fr. K. ist normalerweise eine sehr selbstständige Frau, die nicht gerne Hilfe von anderen in Anspruch nimmt.

Ihre Vitalparameter werden derzeit noch kontinuierlich mit einem Monitor überwacht. Die Geräusche und Alarme des Gerätes machen Fr. K. unsicher, sie fühlt sich vor allem nachts dadurch gestört und hat Schwierigkeiten beim Ein- und Durchschlafen. Es ist ihr auch peinlich, dass „sie immer wieder Lärm macht und deshalb die anderen Patientinnen im Zimmer nicht schlafen können". Ihre Bettnachbarin hat sich diesbezüglich schon mehrmals beschwert. Fr. K. benötigt aufgrund ihrer Dyspnoe und der immer wieder absinkenden peripheren Sauerstoffsättigung auf unter 90 % kontinuierlich 2 Liter Sauerstoff über die Nasenbrille. Sie ist mit einem zweilumigen ZVK (zentralen Venenkatheter) in der rechten V. jugularis versorgt. Dieser wurde mit einer Folie verbunden.

Fr. K. ist pensionierte Lehrerin, geschieden, 172 cm groß und sie wiegt 64 kg. Sie lebt allein mit einer Katze in einem kleinen Reihenhaus in einer Kleinstadt. Fr. K. ist sehr belesen, interessiert sich für Kultur und Geschichte und geht gerne wandern. Ihr einziges Laster, wie sie sagt, ist das Rauchen (ca. 20–25 Zigaretten pro Tag), das sie sich nicht abgewöhnen kann. Außerdem hat sie schon seit Jahren erhöhte Cholesterinwerte. Sie hat eine enge Freundin, mit der sie gerne verreist. Derzeit macht sie sich große Sorgen, wer ihre Katze versorgt.

Notizen

Fallbeispiel 3
Patient mit multipler Sklerose

Hr. E., 49 Jahre alt, verheiratet, arbeitet Teilzeit (25 h/Woche) als Architekt. Vor fast 20 Jahren wurde eine Multiple Sklerose, die in den letzten Jahren schubförmig verlief, diagnostiziert. Den letzten Schub hatte er vor mehr als 3 Jahren. Er lebt seit der Diagnose sehr gesundheitsbewusst, ist normalgewichtig und macht täglich Spaziergänge mit seinem Ehemann, der sich seine Arbeitszeit gut selbst einteilen kann.

Im Pflegeanamnesegespräch ist Hr. E. weinerlich, da er nicht möchte, dass sein Mann zusätzlich belastet werden soll. Hr. E.s Gatte ist gesundheitlich angeschlagen, er hatte vor zwei Jahren einen Herzinfarkt, was die Situation nicht einfacher macht, da er immer mehr Hilfestellung im täglichen Leben benötigt. Hr. E. macht sich große Sorgen, dass er nach dem neuerlichen Schub vielleicht nicht wieder arbeiten gehen kann. Das wäre für ihn sehr schwer, da er seinen Beruf sehr liebt und die gemeinsame Arbeit im Architekturbüro mit seinem Mann ein Schwerpunkt in seinem Leben ist. Die beiden leben in einem zweistöckigen Einfamilienhaus am Stadtrand.

Hr. E. wird liegend auf Ihre Station auf der Neurologie gebracht. Seine Vitalzeichen sind im Normbereich. In den letzten Tagen hat er eine zunehmende Spastik, besonders in der rechten oberen Extremität, bemerkt. Nach Rücksprache mit seiner Neurologin hat diese eine Klinikeinweisung veranlasst, um die Symptome abzuklären. Hr. E. erwähnt bei der Aufnahme, dass er in den letzten Tagen einen vermehrten Harndrang verspürt und sagt, dass er vermutet, wieder einen Harnwegsinfekt zu haben.

Die Spastik nimmt in den nächsten Tagen auch in der unteren Extremität deutlich zu. Hr. E. versucht aufgrund des häufigen Harndranges immer wieder aufzustehen und auf die Toilette zu gehen, die er meist nicht rechtzeitig erreicht, was für ihn sehr belastend ist, denn „Windeln in seinem Alter zu tragen, ist peinlich". Er ist bereits zwei Mal in seiner Urinpfütze ausgerutscht und gestürzt. Beim zweiten Sturz hat er sich am Hinterkopf eine Platzwunde zugezogen, die genäht werden musste.

Im Rahmen der Pflegehandlungen fallen Ihnen die zusammengesunkene Sitzhaltung und seine tollpatschig wirkenden Bewegungen auf. Er kann ein volles Glas mit der rechten Hand nicht heben, da er seine Kraft beim Greifen nicht dosieren kann. Seine visuelle Wahrnehmung ist momentan am rechten Auge hochgradig eingeschränkt und er präsentiert eine verwaschene und stockende Sprache, weshalb er schwer zu verstehen ist. Die deshalb oftmals notwendigen Nachfragen machen ihn wütend.

Einen Besuch seines Mannes lehnt er derzeit ab, da ihm sein Zustand peinlich ist und er nicht möchte, dass ihn sein Ehemann so sieht. Für diesen ist die Situation fast unerträglich und er ruft mehrmals auf der Station an, um sich nach Hrn. E. zu erkundigen.

Notizen

Fallbeispiel 4
Patientin mit HIV

Fr. U., 32 Jahre, wird mit der Rettung mit der Verdachtsdiagnose akute Pneumonie zur stationären Aufnahme gebracht. Sie ist kurzatmig, hustet sehr stark und zeigt eine Dyspnoe in Ruhe. Sie ist mit einer Herzfrequenz von 125 Schlägen/min und bei einem Blutdruck von 110/60 mmHg tachykard. Die Körpertemperatur beträgt 37,8 °C. Bei der Aufnahme sagt sie gleich, dass sie HIV-positiv wäre.

Fr. U. zeigt einen stark reduzierten Allgemeinzustand, ihr Gewicht beträgt 53 kg bei einer Körpergröße von 173 cm. Sie gibt an, regelmäßig kleine Portionen zu essen, sie hätte aber in den letzten Wochen mehr als 5 kg abgenommen. Sie erwähnt, dass sie sich deutlich schwächer fühlt und ihr oftmals die Kraft fehlt, etwas zu kochen oder einkaufen zu gehen. Sie lebte gemeinsam im Haushalt mit ihrer Mutter, die aber vor einem Jahr nach einem Autounfall verstorben ist. Seither hat sie auch niemanden mehr, der sich um sie kümmert. Fr. U. trinkt kaum mehr als 500–600 ml am Tag, da sie kaum Durst verspürt. Zusätzlich zum starken Husten leidet sie seit mehreren Tagen unter massiver Diarrhoe und es fällt ihr schwer, immer rechtzeitig die Toilette zu erreichen. Sie schämt sich sehr, dass auch auf dem Transport ins Krankenhaus „etwas in die Hose" gegangen ist. Fr. U. wirkt allgemein verwahrlost und ungepflegt und es ist ein Geruch nach Exkrementen wahrnehmbar. Die anhaltende Diarrhoe und der ununterbrochene Husten sind für die Patientin körperlich sehr anstrengend, sie wirkt kraftlos.

In der Aufnahmeabteilung wurde ihr bereits Blut abgenommen und eine periphere Venenverweilkanüle gelegt. Sie erhielt darüber bereits 1000 ml Ringerlösung mit Vitaminen.

Fr. U. erzählt beim Anamnesegespräch, dass ihre HIV-Infektion vor 12 Jahren diagnostiziert worden ist. Sie hatte zu der Zeit ein Drogenproblem und war heroinabhängig. Beim Krankenhausaufenthalt wegen einer Überdosis wurde die Infektion festgestellt. Nach einem Entzug nahm sie ihre Mutter auf und begleitete und betreute sie. Es gelang ihr sogar, eine Ausbildung als IT-Technikerin zu machen, und die Dauertherapie gegen HIV zeigte Wirkung. Nach dem plötzlichen Tod der Mutter sei sie aber in ein „tiefes Loch" gefallen und habe ihre Therapie nicht mehr regelmäßig wahrgenommen – es kam zum Ausbruch der Krankheit. Seither ist es ihr nur mehr möglich, wenige berufliche Aufträge zu erledigen. Dies brachte Fr. U. in zunehmende finanzielle Schwierigkeiten. Fr. U. ist sich ihres Zustandes bewusst, zeitweise scheint sie sehr niedergeschlagen und depressiv. Wenn sie von ihrer verstorbenen Mutter erzählt, kullern ihr Tränen über die Wangen.

Nachdem Sie die Aufnahmeformalitäten erledigt haben, bieten Sie Fr. U. an, sie bei der Körperpflege/Dusche zu unterstützen, damit sie sich frischer fühlt. Das nimmt sie gerne an.

Auf den neben dem Bett bereitgestellten Toilettenstuhl schafft sie es mit der Hilfe von zwei Pflegepersonen, vorausgesetzt diese sind rasch im Zimmer, wenn sie läutet. Bei weiteren Pflegehandlungen ist sie zeitweise zynisch und verbal aggressiv und sagt, sie wolle sich nicht gängeln lassen. Eine Versorgung mit Inkontinenzversorgungsprodukten lehnt sie ab, sie wäre ja kein Baby.

Sie verwendet für den Auswurf den bereitgestellten Zellstoff, allerdings nicht die bereitgestellten Nierenschalen für den Abfall. Sie finden die zusammengeknüllten Zellstofftücher im Bett, auf dem Nachttisch und auf dem Boden.

Die Zimmernachbarin beschwert sich über die „unappetitliche Patientin".

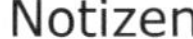

Fallbeispiel 5
Patient nach Cholezystekomie

Ein 32-jähriger Patient (Hr. N.) kommt mit starken Oberbauchschmerzen und Brechreiz zu Fuß in die Notaufnahme. Beim Aufnahmegespräch gibt er an, dass sein Stuhl seit zwei Tagen ganz hell und gräulich ist. Es fallen Ihnen die gelben Skleren auf.

Nachdem die akut erhobenen Blutbefunde massiv erhöhte Leberwerte und Entzündungsparameter ergeben und bei einem Bauchultraschall eine Cholezystitis mit Cholezystolithiasis festgestellt wird, wird er auf der Chirurgie zur OP stationär aufgenommen. Aufgrund der Adipositas per magna (163kg bei 162cm Körpergröße) ist nicht klar, ob die OP mit einer Laparoskopie durchgeführt werden kann. Hr. N. war noch nie im Krankenhaus und hat große Angst vor Nadeln. Sein Hausarzt hatte ihm bereits mehrmals vorgeschlagen, die immer wieder auftretenden kolikartigen Schmerzen abklären zu lassen, aber er hatte Blutabnahmen immer verweigert und wollte einfach ein paar Tabletten.

Die Operation wird für den nächsten Tag geplant, da noch einige zusätzliche Untersuchungen durchgeführt werden sollen (z.B. CT Abdomen, internistisches Konsil). Sollte sich die Situation jedoch verschlechtern, muss akut operiert werden. Am späten Nachmittag klagt Hr. N. plötzlich über extrem starke Schmerzen, bekommt über 39,5 °C Fieber und einen Schüttelfrost. Die OP muss noch am selben Abend angesetzt werden, da der Verdacht im Raum steht, dass die Gallenblase geplatzt ist. Bei Vorbereitung des Patienten auf die OP und Unterstützung beim Ankleiden des OP-Hemdes bemerken Sie Rötungen und Mazerationen in beiden Brustfalten, der Bauchfalte und inguinal. Auf Nachfrage bei Hr. N. sagt dieser, dass ihm das noch nicht aufgefallen wäre, aber es würde ihn dort immer jucken.

Hr. N. erhält noch einmal Schmerzmedikamente und es ist geplant, dass er nach der OP auf der Überwachungsstation aufgenommen werden soll, da davon auszugehen ist, dass er eine Peritonitis hat. Er wirkt äußerst nervös und aufgebracht, als ihm der Arzt dies mitteilt, und möchte auf keinen Fall dorthin, weil er Angst vor all den Geräten hat. Er möchte, dass seine Mutter sofort kommt, denn die müsse ihn beschützen. Auf Nachfrage finden Sie heraus, dass er ein sehr enges Verhältnis zu seiner Mutter hat, die ihn nach dem Tod des Vaters vergöttert, sehr verwöhnt und ihm alles abnimmt. Wenn er nach der Arbeit in einem Büro heimkommt, steht schon ein gutes Essen auf dem Tisch. Er muss sich auch nicht am Haushalt beteiligen.

Nach einem Telefonat mit seiner Mutter ist diese sofort bereit, zu kommen, um ihrem Sohn beizustehen. Sie erfahren von ihr, dass Hr. N. seine häusliche Situation wahrheitsgemäß dargestellt hat. Allerdings bedient seine Mutter ihn nicht ganz freiwillig, sondern macht dies aufgrund ihres schlechten Gewissens. Sie hatte den Unfall, bei dem der Vater verstorben war und Hr. N. schwer verletzt wurde, verursacht, weshalb ihr der Sohn noch immer schwere Vorwürfe macht. Das massive Übergewicht und die ungesunde Lebensweise des Sohnes machen ihr große Sorgen, aber sie weiß nicht, wie er das in den Griff bekommen soll.

Notizen

Fallbeispiel 6
Patientin in beginnendem Coma hepaticum

Fr. P. (78) wird liegend mit der Rettung vom Pflegeheim ins Krankenhaus zur stationären Aufnahme gebracht. Die Patientin ist bei Aufnahme somnolent, reagiert kaum auf Ansprache und atmet flach. Sie bemerken Rasselgeräusche beim Atmen, einen ausgeprägten Mundgeruch, die Extremitäten sind schlaff und sie hat sich eingenässt. Bei der Vitalparameterkontrolle zeigt sich eine Pulsrate von 120 Schlägen pro Minute, ein Blutdruck von 100/50 mmHg und eine Körpertemperatur von 36,5 °C.

In den Begleitdokumenten aus dem Pflegeheim ist vermerkt, dass Fr. P. eine Alkoholanamnese mit Leberzirrhose hat und schon einmal wegen einer Ösophagusvarizzenblutung behandelt wurde. Sie ist zur Übergangspflege und Remobilisation nach einer großen Bauch-OP im Pflegeheim und derzeit kaum mobil. Fr. P. ist 162 cm groß, wiegt 89 kg und es fällt Ihnen auf, dass sie starke Ödeme an Beinen, Armen und den Flanken aufweist.

Aufgrund des Zustandes von Fr. P. ist eine Aufnahmeanamnese mit ihr nicht möglich. Die Tochter wurde bereits vom Pflegeheim verständigt und ist auf dem Weg ins Krankenhaus. Beim Auskleiden der Patientin bemerken Sie ihre sehr trockene, leicht gelblich verfärbte Haut und Kratzspuren. Am Gesäß fällt Ihnen eine fast kreisrunde Rötung sacral auf, ebenso an beiden Fersen.

Bei den Blutbefunden zeigen sich leicht erhöhte Entzündungsparameter, eine ausgeprägte Anämie und ein stark erhöhter Ammoniakspiegel. Als Sie die Mundpflege durchführen, bemerken Sie schwarz-braune Beläge auf der Zunge und den Zähnen. Der kurz danach abgesetzte Stuhl ist schwarz verfärbt und übelriechend. Die Patientin ist derzeit aufgrund der Bewusstseinssituation inkontinent.

Als Sie am nächsten Tag wieder in den Dienst kommen, hat die Patientin einen zweilumigen Cavakatheter in der Vena femoralis liegen. Sie ist mit einer Schutzhose versorgt, liegt auf dem Rücken und bekommt Sauerstoff (4 l) über eine Nasenbrille. Die Rötung sacral und auf den Fersen hat sich verschlechtert. Sie bekommt eine Infusionstherapie, Entwässerungstherapie (aufgrund des beginnenden Lungenödems und der generalisierten Ödeme) und es wurde eine Gastroskopie zur Abklärung der Blutungen im Magen-Darm-Trakt vorgeschlagen. Nach Aussage der Tochter hätte Fr. P. aber alle invasiven Eingriffe abgelehnt, sie wolle auch nicht mehr auf eine Intensivstation oder operiert werden. Aus diesem Grund wird mit der Gastroskopie noch gewartet.

Fr. P. kommt Ihnen am Nachmittag etwas wacher vor, sie macht auf Ansprache die Augen auf und dreht den Kopf. Ansonsten liegt sie unbeweglich im Bett.

Notizen

Fallbeispiel 7 Junger Patient mit Apoplex

Vor einer Woche bemerkte Hr. K., 35 Jahre alt, nach dem Aufwachen, dass „etwas komisch war". Als er aus dem Bett aufstehen wollte, hatte er seine Beine nicht unter Kontrolle und fiel auf den Boden. Er war noch in der Lage, sein Handy am Nachttisch zu erreichen, und rief seinen Geschäftspartner an, mit dem er am Vormittag einen Termin hatte. Dieser konnte allerdings aufgrund der verwaschenen und teilweise unzusammenhängenden Sprache kein Wort verstehen, verständigte sofort die Rettung und fuhr zum Haus von Hrn. K. Dort angekommen fand er den jungen Kollegen auf dem Boden liegend vor, die Rettung traf kurz nach ihm ein. Hr. K. wurde aufgrund der eindeutigen Symptomatik sofort in eine neurologische Spezialklinik gebracht und die im Krankenhaus durchgeführte Computertomographie bestätigte die Verdachtsdiagnose eines ischämischen Insultes. Da Hr. K. zwischenzeitlich das Bewusstsein verloren hatte, wurde er auf der Stroke Unit übernommen. Es wurde eine Lyse durchgeführt.

Nach Stabilisation des Zustandes kann der Patient auf die Normalstation verlegt werden. Bei Übernahme zeigt sich eine leichte Hemiparese rechts sowie eine motorische Aphasie, weshalb Hr. K. Probleme damit hat, sich verständlich auszudrücken. Das Sprachverständnis ist nicht eingeschränkt, er kann aber nur unter Anstrengung und sehr langsam in kurzen, fehlerhaften und oft schwer verständlichen Sätzen seine Bedürfnisse äußern. Der Bewusstseinszustand des Patienten ist wieder voll hergestellt, er kann auch mithilfe eines Rollators und mit Unterstützung wieder kleine Distanzen gehen.

Hr. K. wirkt sehr in sich gekehrt, denn es ist ihm unbegreiflich, wie es in solch jungen Jahren zu einem Schlaganfall kommen konnte. Er lebt gesund, betreibt Sport, hat keine Risikofaktoren (z.B. hoher Blutdruck, Übergewicht) und ist Nichtraucher. Besonders in Situationen, in denen Hr. K. aufgrund seiner Aphasie trotz seiner Bemühungen von anderen nicht verstanden wird, wirkt er zeitweise aggressiv, frustriert und verzweifelt.

Hr. K. lebt allein in einem sehr kleinen alten Haus in einem Dorf. Er ist gerade dabei, in der Nachbargemeinde ein altes Bauernhaus zu renovieren, das dann zukünftig sein Zuhause sein soll. Er hat mit seinem Partner, der ihn auch gefunden hat, eine eigene Firma, in der die beiden als Architekt und Baumeister tätig sind. In seiner Freizeit spielt er viel Tennis und segelt am nahegelegenen See.

Bei den Untersuchungen stellt sich heraus, dass er den Apoplex aufgrund eines offenen Foramen ovale erlitten hat. Die behandelnden Mediziner*innen haben ihn darauf vorbereitet, dass er deshalb bis zur Sanierung dieses „Loches im Herzen" eine Antikoagulationstherapie benötigen wird. Zur weiteren Vorgehensweise bezüglich dieses Herzfehlers müsste er allerdings in ein anderes Krankenhaus verlegt werden.

Hr. K. ist nach diesen Informationen einerseits erleichtert, da jetzt bekannt ist, warum er den Schlaganfall hatte, andererseits ist er verunsichert „wie es jetzt mit ihm weitergehen soll". Als selbstständiger Architekt braucht er seine Sprachfähigkeit, außerdem hat er Angst vor den Nebenwirkungen der Antikoagulationstherapie, wenn er sich auf Baustellen aufhält. Ganz abgesehen davon, dass er beim Gehen noch immer den Rollator benötigt.

Notizen

Fallbeispiel 8
Patientin mit frisch angelegtem Colostoma

Fr. A., 48 Jahre alt, hat schon lange mit Verdauungsproblemen zu kämpfen. Sie leidet seit Jahren an chronischer Obstipation, hat mehrere Divertikel und bei der letzten Coloskopie vor 6 Wochen wurden mehrere Polypen entfernt. Einer dieser Polypen war maligen entartet, weshalb Fr. A. heute zur geplanten Darm-OP aufgenommen wird. Sie wurde bereits im Vorhinein über die bevorstehende Colonresektion und die Notwendigkeit einer zeitweiligen Stoma-Anlage informiert. Bezüglich des Stomas kann sie sich nicht wirklich vorstellen, was das für bedeutet, sie hat es einfach zur Kenntnis genommen, aber nicht nachgefragt. Am Tag nach der OP wird die Patientin von der IMCU übernommen. Die Operation, bei der wie geplant die Anlage eines zweilumigen Colostomas erfolgte, ist komplikationslos verlaufen. Fr. A. ist mit einem Blasenkatheter, einer Redondrainage ohne Sog in der Abdominalwunde und einer Robinsondrainage im Bereich der Anastomosen sowie mit einem zweilumigen ZVK in der V. jugularis rechts versorgt. Das Stoma wurde im OP mit einem postoperativen Ausstreifbeutel versorgt, morgen soll der erste Versorgungswechsel erfolgen.

Fr. A. wirkt sehr schweigsam und passiv, ganz anders als präoperativ. Dies zeigt sich auch, da sie sich kaum zur Mithilfe an Pflegehandlungen motivieren lässt. Ihr Verhalten steht im Widerspruch zu dem, was sie Ihnen mitteilt, nämlich, dass sie so rasch wie möglich wieder nach Hause möchte.

Ihre Vitalparameter sind im physiologischen Bereich, sie ist fieberfrei. Derzeit muss sie noch eine orale Nahrungskarenz einhalten, sie darf aber schluckweise Wasser oder Tee trinken. Sie wird parenteral ernährt und gibt an, derzeit keinen Hunger zu verspüren.

Gegen Abend läutet die Patientin mehrmals kurz hintereinander, sie ist sehr ungeduldig und besteht darauf, dass sofort jemand kommt. Als Sie das Zimmer betreten, sitzt die Patientin im Bett, das Nachthemd und das Bett sind mit Stuhl verschmiert und Fr. A. weint und ist aufgebracht. Der Colostomiebeutel hat sich abgelöst und Stuhl ist ausgelaufen. Die Patientin ist entsetzt, dass so etwas passieren kann, außerdem bemerken Sie, dass es sie aufgrund des Geruches und des Ekelgefühls würgt. Sie beginnt zu weinen und meint, dass man ihr nicht gesagt hätte, was da auf sie zukäme. Wie sich die Ärzt*innen das vorstellen würden, wie sie mit so einem Schlamassel leben und arbeiten solle. Man stelle sich nur vor, so etwas passiert während der Arbeit in der Anwaltskanzlei – nicht auszudenken! Über die Operationssituation ist sie bisher noch nicht informiert und aufgeklärt worden.

Fr. A. ist Chefsekretärin in einer Anwaltskanzlei und geht ihrem Beruf sehr gerne nach. Sie hat keine Kinder und die Kanzlei ist quasi ihre Familie. Sie ist dort sehr geschätzt und hat auch ein „privates Verhältnis" zu ihrem Chef, wie sie sagt. Fr. A. lebt in einer sehr schönen Dachgeschosswohnung mit Terrasse. Aufgrund der vielen Arbeit kocht sie sehr wenig, isst unregelmäßig und kauft häufig auf dem Weg nach Hause eine Kleinigkeit ein. Ab und zu geht sie mit dem Chef in ein Restaurant zum Abendessen. Mittags isst sie meist nicht viel, da ihr dafür die Zeit fehlt. Sie knabbert ein paar Kekse oder isst ein paar Süßigkeiten, die sie häufig von Klient*innen bekommt. Sport betreibt Fr. A. nicht, dazu fehlt ihr die Zeit, wie sie sagt. Sie ist sehr gepflegt und legt großen Wert auf stilvolle und körperbetonte Kleidung. Sie ist sehr stolz auf ihre gute Figur.

Notizen

Fallbeispiel 9
Patient mit diabetischem Fuß

Hr. B., 62 Jahre alt, wird mit einer großen, übelriechenden Wunde am rechten Fuß bei Ihnen auf der Station aufgenommen. Er gibt an, dass er die Wunde schon länger hätte. Er weiß nicht genau, wie lange, aber zu Beginn war es lediglich eine kleine Druckstelle, die nicht abheilte. Hr. B. versorgte diese mit einem Pflaster und Salben, der Hausarzt hätte ihm Bäder mit Betaisodona verordnet. Er gibt zu, dass er ein bisschen schlampig mit der Wundversorgung war, weshalb sich diese immer mehr verschlechterte, Schmerzen hatte er aber kaum. Als die Wunde immer größer wurde, stark nässte und begann, übel zu riechen, beschloss er, noch einmal zu seinem Hausarzt zu gehen. Dieser kennt den Patienten schon lange und hat ihn immer wieder auf die Notwendigkeit der konsequenten Behandlung seines Diabetes aufmerksam gemacht, ihn vor Folgen gewarnt und versucht, ihn zu mehr Therapietreue zu motivieren. Hr. B. hält sich nicht an die Diät, immer häufiger „sündigt" er in Form von Mehlspeisen, die er sehr liebt. Er ist seit Jahren insulinpflichtig und benötigt immer wieder zusätzlich zu seinen morgendlichen und abendlichen Injektionen auch zwischendurch Insulin. Allerdings nimmt er auch die Zuckerkontrollen nicht sehr genau, was zur Folge hat, dass sein Langzeitzucker stark erhöht ist. Beim Hausarzt gab er auch zu, dass er es mit den Insulinspritzen nicht immer so genau nimmt. Er meint, dass er für solchen Schnick-Schnack als Reitstallbesitzer keine Zeit hätte. Außerdem gehe es ihm ja sonst gut. Als der Hausarzt die Wunde ansehen wollte, bemerkte er, dass Hr. B. einen dicken Verband angelegt hatte, der völlig durchnässt war und übelst roch. Nach dem Entfernen des Verbandes zeigte sich eine gangränöse Wunde im Ausmaß von 12 x 15 cm. Die Wundumgebung war stark ödematös aufgetrieben und gerötet. Die Kontrolle des Blutzuckers zeigte nicht mehr messbare Werte. Daraufhin ließ der Hausarzt Hrn. B. mit der Rettung sofort ins Krankenhaus bringen.

Hr. B. meint, dass der Hausarzt ein bisschen übertreibe und geht davon aus, dass er noch am selben Tag wieder nach Hause könne.

Im Krankenhaus werden erneut die Blutwerte erhoben und die extreme Blutzuckerentgleisung wird bestätigt. Gleichzeitig sind die Nierenwerte stark erhöht und der Patient verliert Eiweiß über den Urin. Der zugezogene Internist spricht von einem diabetischen prä-Nierenversagen. Es werden außerdem Wundabstriche genommen und ein Spezialist für die Versorgung der Wunde am Fuß geholt. Eine antibiotische Behandlung der Infektion wird angeordnet, eine umfangreiche Wundsanierung wird noch am Aufnahmetag durchgeführt. Als Hr. B. wieder auf die Station kommt, ist er mit einer negative-pressure-wound-Therapie (CNP) versorgt und wundert sich über das „Kästchen, mit dem sein Fuß verbunden ist". Er gibt an, durstig zu sein, und möchte eine Cola oder einen Apfelsaft. Als Sie ihn informieren, dass dies nicht die richtigen Getränke in seiner momentanen Situation sind, wird er ausfällig und schreit Sie an, dass er sich von so einer jungen „Trutschen"* gar nichts sagen lässt. Er wisse selbst, was gut für ihn sei. Weil er sich nicht beruhigt, rufen Sie den diensthabenden Arzt. Was Hr. B. noch nicht weiß, ist, dass möglicherweise eine Amputation im Raum steht.

Hr. B. hat ein Gestüt mit Reitstall. Er selbst ist den ganzen Tag auf den Beinen, gibt Reitunterricht und hat mit vielen jungen Menschen zu tun. Seine Lebensgefährtin gibt an, dass er ein „Macho" ist, der sich vor allem von Frauen generell nichts sagen lässt. Bezüglich seines Diabetes sagt sie, dass Hr. B. diesen einfach ignoriert. Wenn sie versucht, auf ihn einzuwirken, gesünder zu essen, keine Softdrinks zu sich zu nehmen und regelmäßig den BZ zu kontrollieren bzw. sein Insulin zu spritzen, schnauzt er sie immer nur an. Aus diesem Grund hat sie aufgegeben, mit ihm darüber zu reden.

Notizen

---

* Beleidigender Ausdruck

Fallbeispiel 10
Patientin mit COPD

Fr. J. hat schon seit längerer Zeit einen Husten, der in den letzten zwei Tagen deutlich schlechter geworden ist. Sie hat massiv gelben Auswurf und seit heute auch Fieber über 38,5 °C. Die 62-Jährige wird in Begleitung ihrer Gattin stationär aufgenommen. Ins Krankenhaus sind die beiden gegangen, weil Fr. J. zunehmende Atemnot bekam und auch nach der Inhalation eines Bronchospasmolytikums (dieses hatte sie im letzten Winter bei einer Bronchitis verordnet bekommen) keine Besserung zeigte. Eine derartige Situation hat sie noch nie erlebt, obwohl sie immer wieder mit den Bronchien zu kämpfen hat. Die plötzlich auftretende Atemnot hat Fr. J. große Angst gemacht und die Dyspnoe noch verstärkt. Im Thoraxröntgen zeigt sich eine beginnende Pneumonie links. Im daraufhin angeordneten CT sind auch Veränderungen im Lungengewebe erkennbar, die Verdachtsdiagnose „chronisch obstruktive Bronchitis" (COPD) erhärtet sich. Fr. J. ist von der Diagnose überfordert, sie hat keine Ahnung, was das für sie nun bedeutet, es macht ihr aber große Angst, denn eine ihrer besten Freundinnen ist an einer COPD verstorben. Diese war jahrelang sauerstoffpflichtig und hat sehr unter der Erkrankung gelitten. „So wie die Hanni möchte ich nicht sterben müssen", sagt sie, „da bring ich mich lieber gleich um!"

Fr. J. benötigt aufgrund ihres derzeit reduzierten Allgemeinzustands und der starken Dyspnoe Unterstützung bei der Körperpflege, v. a. beim Waschen des Rückens und der Beine. Sie ist sehr schlank, ihr Blutdruck beträgt 100/60 mmHg und sie gibt an, seit zwei Wochen an Appetitlosigkeit zu leiden. Fr. J. trinkt täglich ca. 800 ml Flüssigkeit und hat immer wieder mit Obstipation zu kämpfen. Beim Urinieren hat sie keine Probleme. Zusätzlich zur anhaltenden Dyspnoe äußert die Patientin, das zähe Sekret nur schwer abhusten zu können, was ihr das Atmen zusätzlich schwer macht. Dadurch und durch den starken Husten hat sie bereits mehrere Tage sehr schlecht geschlafen und fühlt sich müde und schlapp. Auch klagt sie über Schmerzen am linken Rippenbogen, wenn sie husten muss. Derzeit benötigt Fr. J. eine kontinuierliche O_2 Therapie mit 2–4 l Sauerstoff über eine Nasenbrille. Die Sauerstoffsättigung fällt immer wieder, vor allem bei der Mobilisation, auf Werte um die 80 % ab, was eine starke

Atemnot und Angst auslöst. Fr. J. ist kaum in der Lage, ein paar Schritte zu gehen, sie macht lediglich Katzenwäsche im Bett, denn Hilfe will sie nicht annehmen. Sie verbringt fast den ganzen Tag im Bett, weil sie sich so schlapp fühlt. Auch ihre Gattin kann sie nicht motivieren, wenigstens kurz im Rollstuhl eine Runde zu drehen.

Sie bekommt derzeit Antibiotika, Schmerzmittel und Bronchospasmolytika i. v. über eine periphere Verweilkanüle. Weiters erhält sie eine Inhalationstherapie.

Fr. J. soll im nächsten Jahr in Pension gehen. Sie ist Historikerin und arbeitet als Professorin an der Universität. Ihr Beruf hat sie sehr erfüllt, vor allem, weil sie keine Kinder bekommen konnte. Sie lebt mit ihrer Gattin in einer schönen Villa am Stadtrand. Das Paar hat nach über zehn Jahren „wilder Ehe" beschlossen, sich zu outen, weshalb die beiden Damen in der konservativen Nachbarschaft immer wieder angefeindet wurden. Seit der Heirat vor fünf Jahren hat sich die Situation aber gebessert und sie brauchen sich nicht mehr zu verstecken. Fr. J. hat früher sehr viel geraucht, aber nach der Hochzeit mit dem Rauchen aufgehört, das war ihr Hochzeitsgeschenk an ihre Gattin. Diese hatte sich wegen des chronischen Hustens immer große Sorgen um Fr. J. gemacht und Angst gehabt, dass diese an Lungenkrebs erkranken würde.

Notizen

Fallbeispiel 11
Patientin nach Hysterektomie

Fr. K. wird aufgrund einer Hysterektomie stationär aufgenommen. Sie ist 47 Jahre alt und lebt zusammen mit ihren Eltern in einem großen Haus am Land. Ihre Mutter leidet unter Demenz und ihr Vater sitzt im Rollstuhl, da er aufgrund eines Insults halbseitig gelähmt ist. Beide Elternteile sind über 80 Jahre alt. Fr. K. hat keine Geschwister, weshalb sie als pflegende Angehörige auf niemanden aus der Familie zurückgreifen kann, zumal sie vor drei Jahren ihren geliebten Ehemann verlor und die Ehe leider kinderlos blieb. Die Kinderlosigkeit, aber auch den frühen Verlust des Gatten, hat sie noch nicht überwunden. Eine neue Partnerschaft lehnt sie kategorisch ab. Außerdem verlangen ihr der Alltag als berufstätige Kindergartenpädagogin und die Pflege ihrer Eltern zu viel ab. Leider schreitet die Demenz ihrer Mutter immer rascher voran, weshalb sie sich gezwungen sieht, ihre Mutter in ein Heim zu geben oder eine 24-Stunden-Betreuung zu organisieren. Auf keinen Fall aber möchte sie ihren Job aufgeben, da ihr die Arbeit mit den Kindern große Freude bereitet. Während des Aufenthaltes im Krankenhaus versorgt ihre Nachbarin die Eltern. Diese hat ihr auch weiterhin Unterstützung angeboten, bis Fr. K. wieder vollständig genesen ist. Fr. K. möchte die Nachbarin aber so wenig wie möglich belasten und deshalb schnell wieder nach Hause, um der Pflege ihrer Eltern nachzukommen.

Die Hysterektomie muss aufgrund von zahlreichen Myomen, sehr starken Menstruationsblutungen und Schmerzen durchgeführt werden. Diese Situation erschwert den Alltag der Patientin zusätzlich. Über den postoperativen Verlauf wurde sie bereits informiert. Bei dieser Aufklärung äußert sie auch ihren Unmut gegenüber dem Blasenverweilkatheter. Am Abend vor der Operation gibt die Patientin an, dass sie jetzt noch nicht weiß, ob sie durch die Operation ins Klimakterium versetzt wird. Dieser Gedanke lässt sie nicht los, mit brüchiger Stimme äußert sie ihre Bedenken hinsichtlich der Hitzewallungen und der Stimmungsschwankungen. Da sie ohnehin schon an Depressionen leidet, erwartet die Patientin eine Verschlimmerung ihres Zustandes. Außerdem hat ihr eine Freundin erzählt, dass sie aufgrund des veränderten Hormonhaushaltes mit einer deutlichen Gewichtszunahme zu rechnen hat. Die ganze Situation macht ihr sehr zu schaffen.

Sie leidet außerdem an einer Gonarthrose im linken Knie. Durch die Bewegungseinschränkung und die Schmerzen, aber auch durch den Zeitmangel aufgrund der Pflege der Eltern, konnte sie sich nicht mehr um ihr Pferd kümmern und ausreiten. Das veranlasste sie, das Pferd zu verkaufen. Jetzt erinnert sie sich daran, wie sehr sie die langen Ausritte und die Zeit mit dem Pferd genossen hat. Ihr wird bewusst, wie sehr sie diese Erlebnisse und die Zeit vermisst. Ihr Pferd war Hobby und Entspannung vom teilweise sehr stressigen Alltag.

Das Einzige, was ihr neben der Arbeit mit den Kindern noch geblieben ist, ist das Kochen. Sie kocht sehr gerne und ist es von ihrer Mutter gewohnt, immer alles frisch zuzubereiten. Dafür verwendet sie gerne Gemüse und Kräuter aus dem Garten. Sie sagt auch selbst, dass sie dieses schöne Hobby nie verlieren möchte, da sie ja auch für ihre Eltern und ab und zu für ihre Nachbarin kocht.

Notizen

Fallbeispiel 12
Patient nach TIA

Hr. L. ist 81 Jahre alt. Er kommt mit der Rettung liegend zur neurologischen Ambulanz. Er ist um 23:00 aufgrund eines Schwächegefühls im linken Arm und im linken Bein auf der Toilette plötzlich gestürzt. Seine Frau wurde durch den Sturz geweckt und verständigte die Rettung. Im Krankenhaus angekommen ist die Kraft im Bein und im Arm fast vollständig wieder vorhanden. Eine Fazialisparese links ist noch deutlich zu erkennen und Hr. L. zeigt sich verwirrt hinsichtlich der örtlichen Orientierung. Nach der bildgebenden und laborchemischen Diagnostik in der Notfallambulanz gibt Hr. L. an, dass es ihm zunehmend schlechter gehe und er sich „komisch" fühle. Kurz darauf kann er sich nur mehr sehr schwer verständigen und die linke Körperhälfte ist wieder kraftlos und taub. Daraufhin wird sofort ein Kontrastmittel MRT angeordnet, das einen Infarkt im Bereich des rechten posterioren Thalamus und der Inselrinde zeigt. Eine Lyse kommt aufgrund des Zeitfensters mittlerweile nicht mehr in Frage.

Hr. L. liegt nun auf der Stroke Unit. Es ist weiterhin die Hemiparese und eine Fazialisparese links vorhanden. Er wird kontinuierlich mit einem Monitor überwacht und der neurologische Status ist dreimal täglich zu erheben. Er will unbedingt zu seiner Frau nach Hause und gibt an, sich „sehr gut" zu fühlen. Seine neurologischen Defizite verneint er zur Gänze. Es ist eine starke Konzentration auf die rechte Körperhälfte zu beobachten. Immer öfter ignoriert er Personen, die sich von links nähern und nimmt Gegenstände, die links von ihm positioniert sind, nicht mehr wahr. Zeitgleich gibt er bei den Telefonaten mit seiner Frau immer wieder an, nach Hause zu wollen, er ist der Meinung, es gäbe keinen Grund für einen längeren Aufenthalt im Krankenhaus. Seine Frau war ihn bisher erst einmal besuchen und wirkte dabei sichtlich verschreckt. Ein Gefühl der Nicht-Bewältigbarkeit breitete sich in ihr aus. Sie weiß nicht, ob sie es zu Hause alleine schaffen kann. Zusätzlich scheint Hr. L. unter Stimmungsschwankungen zu leiden, er fängt häufig an zu weinen und zeigt sich aber kurz darauf wieder fröhlich bzw. entspannt.

Seine Frau weiß nicht, wie sie mit der ganzen Symptomatik umgehen soll, denn ihr Mann und sie sind sehr aktiv und fit. Beide gehen gerne wandern und sind viel gereist. Sie sind beide sehr gesellig und verstehen sich mit allen Nachbar*innen in der Umgebung gut. Sie gehen jeden Sonntag zur Kirche und sind aktive Mitglieder der Kirchengemeinde. Hr. L. war 40 Jahre lang Buchhalter und eine seiner Leidenschaften ist das Rechnen. Die selbstständige Versorgung im eigenen Haus funktionierte bisher einwandfrei.

Notizen

Fallbeispiel 13
Patient mit diabetischem Fußsyndrom in ambulanter Behandlung

Hr. M. (79 Jahre) kommt gemeinsam mit seiner Tochter in die dermatologische Ambulanz. Grund für seinen Besuch ist ein diabetischer Fußulkus am Großzehenballen links.

Als Nebendiagnosen können ein Diabetes mellitus Typ 2, eine Adipositas, eine PaVK sowie eine Polyneuropathie und eine Penicillinallergie eruiert werden. Bei einer Größe von 174 cm wiegt er 102 kg. Daraus ergibt sich ein BMI von 33,7.

Der Patient wohnt gemeinsam mit seiner Gattin in einer kleinen Erdgeschosswohnung mit Garten am Stadtrand. Die hauswirtschaftlichen Tätigkeiten werden hauptsächlich von der 78-jährigen Gattin bestritten, wobei ihr das Kochen sowie die Verbandswechsel des Gatten immer schwerer fallen. Die gemeinsamen Kinder (eine Tochter, 48 Jahre, und ein Sohn, 42 Jahre) sind beide Vollzeit berufstätig, besuchen ihn jedoch einmal in der Woche. Die Tochter erzählt der DGKP im Zuge der Untersuchung des Vaters, dass dieser „uneinsichtig" in Hinblick auf den Diabetes ist. Er misst selten seinen Blutzucker, bewegt sich wenig und hält sich nicht an die Ernährungsempfehlungen. Auf Nachfrage beim Patienten gibt dieser an, dass ihm ja nichts weh tue und ihm das ganze Getue auf die Nerven gehe.

Die Verbände können von seiner Gattin nur ein- bis zweimal wöchentlich erneuert werden, weil er bezüglich der Häufigkeit und Notwendigkeit von regelmäßigen Verbandswechseln uneinsichtig ist. Er hält die Maßnahmen für übertrieben und versteht den Trubel um seinen Blutzucker bzw. seinen Fuß nicht.

Nach Angabe der Tochter ist die Familie mit der Gesamtsituation überfordert. Sie verstehen die „Sturheit" und „Ignoranz" des Vaters nicht. Hr. M. gibt an, keine Schmerzen am linken Großzehenballen zu haben, lediglich das Kribbeln in den Beinen stört ihn, da es ihn am Einschlafen hindert. Da der Patient selbst keine Beschwerden im Bereich des Ulkus verspürt, sieht er nicht ein, warum er den speziell für ihn angepassten Entlastungsschuh tragen soll. Zu Hause ist er bis jetzt weitestgehend selbstständig und hat keinerlei Unterstützung benötigt. Nach dem Gespräch mit der

Tochter misst die DGKP zuerst den Blutzucker (350 mg/dl). Als Hr. M. seine Hose auszieht, bemerkt die DGKP, dass er eine Kompressionsbandage am linken Fuß trägt. Sie entfernt die Kompression und den Verband und bemerkt, dass sein Fuß kalt sowie die Fußpulse kaum spürbar sind. Die Wunde selbst ist übelriechend, stark mit alten Salbenresten belegt, am Wundrand gerötet und mazeriert.

Während der Arzt den Ulkus genauer betrachtet, sucht die DGKP erneut das Gespräch mit der anwesenden Tochter. Sie möchte von ihr wissen, wer diesen Verband angeordnet hat (in Bezug auf die gewählten Materialien und die Verbandsinterwalle). Die Tochter gibt an, dass bis zum jetzigen Zeitpunkt die Wunde des Patienten nicht begutachtet wurde, da sich ihr Vater gegen jeglichen ärztlichen Besuch wehrt. Deshalb habe die Familie bis dato die Wunde nach bestem Wissen und Gewissen zu Hause selbst versorgt. Die DGKP fragt die Tochter, ob sie oder die anderen Angehörigen sich mit den Themen Diabetes mellitus Typ 2, Polyneuropathie und PaVK auskennen (Krankheitsentstehung/Grund, Behandlung inkl. Folgen). Die Tochter verneint dies. Sie versteht aber grundsätzlich, dass sich die Situation des diabetischen Fußsyndroms ihres Vaters verschlechtern wird, wenn nicht sofort gehandelt wird.

Es wird ein adaptiertes Versorgungsschema der Wunden geplant, Verbandsstoffe und Versorgung werden angepasst und bis auf Weiteres Verbandswechsel alle 2–3 Tage geplant.

Notizen

Fallbeispiel 14
Patient mit akuter Cholezystitis

Hr. E. ist 61 Jahre alt und lebt mit seiner Ehefrau in einem Einfamilienhaus. Seine Frau kümmert sich liebevoll um ihren Mann. Hr. E. ist eigentlich sehr sportlich und übt mehrere Sportarten aus, aber aufgrund der momentan sehr starken Schmerzen verbringt er seine Tage meist auf der Couch. Er leidet schon seit längerer Zeit unter starken Schmerzen im Bereich des rechten Oberbauchs. Seit zwei Tagen sind die Schmerzen so stark, dass Hr. E. sich nicht mehr bewegen kann und seine Frau ihn mit aller Kraft unterstützen muss, um ihn ins Bett zu bringen. Mutter, Vater und die Söhne haben ein sehr gutes Verhältnis zueinander. Die Söhne sind schon seit mehreren Jahren ausgezogen, wohnen aber in unmittelbarer Nähe. Hr. E. ist ein pensionierter LKW-Fahrer. Er hat noch guten Kontakt zu seinen ehemaligen Arbeitskolleg*innen. Am Wochenende feiert er gerne und trinkt ein paar Bier. In letzter Zeit musste er jedoch den Kontakt zu seinen Freund*innen verringern, da seine Schmerzen in immer kürzeren Zeitabständen auftraten.

Heute Morgen waren seine zwei Söhne zu Besuch. Nach dem Frühstück begannen die stechenden Schmerzen im Oberbauch erneut. Die Söhne riefen gegen den Willen von Hrn. E. das Rote Kreuz. Er meinte, die Schmerzen würden schon wieder weggehen. Nach einem längeren Gespräch mit den Sanitäter*innen konnten ihn diese davon überzeugen, mit dem Rettungsteam mitzufahren. In der Vergangenheit machte er schlechte Erfahrungen mit Krankenhäusern. Er war schon mehrmals wegen seiner Bauchschmerzen im Krankenhaus gewesen und dann mit einer Medikamentenanpassung nach Hause geschickt worden, da bisher keine Ursache für die Schmerzen gefunden werden konnte. Hr. E. meint, dass es diesmal sicher wieder so sein wird.

Bei der Ankunft im Krankenhaus wirkt Hr. E. sehr frustriert und abweisend gegenüber dem Pflegepersonal. Seine Schmerzen sind so stark, dass die Umlagerung nur mithilfe des Pflegepersonals möglich ist. Er versucht, das Pflegepersonal wegzustoßen, da er sich nicht helfen lassen möchte. Gleich nach der Aufnahme werden die Vitalzeichen kontrolliert, eine Blutabnahme und ein EKG durchgeführt. Des Weiteren wird noch ein abdomineller Ultraschall und ein CT des Abdomen veranlasst. Die Befunde zeigen, dass er eine akute Cholezystitis mit Steinbildung hat und sofort eine Cholezystektomie durchgeführt werden muss. Hr. E. scheint subjektiv erleichtert und gleichzeitig auch angespannt. Er möchte zuvor noch mit seiner Frau sprechen. Nach dem Telefonat äußert Hr. E. Bedenken hinsichtlich des postoperativen Unterstützungsbedarfs durch das Pflegepersonal und des Verwendens einer Harnflasche. Der zuständige Chirurg führt gleich im Anschluss das Aufklärungsgespräch durch. Dabei wirkt der Patient verloren. Der Chirurg und die anwesende DGKP haben den Eindruck, dass er mehr und mehr vom Gespräch abdriftet. Zum Schluss willigt der Patient in die Operation ein.

Die OP wird für den heutigen Abend festgesetzt. Hr. E soll schleunigst auf sein Zimmer gebracht werden, damit die OP-Vorbereitungen beginnen können. Nachdem der Arzt den Untersuchungsraum verlassen hat, beginnt der Patient zu weinen und meint: „Ich habe gar nichts verstanden."

Notizen

Fallbeispiel 15
Patientin mit Konzentrationsstörungen und St. p. Unfall

Fr. H. ist 52 Jahre alt und wohnt gemeinsam mit ihrem Mann in einer kleinen Wohnung in der Stadt. Die zwei Kinder sind bereits erwachsen und ausgezogen. Fr. H. ist gelernte Köchin und hat bereits 35 Jahre Berufserfahrung im Bereich der Gastronomie. Vor ungefähr 8 Jahren hat sie sich ihren Kindheitstraum erfüllt, ein eigenes Restaurant zu führen. Zu Beginn war es eine schwierige Zeit mit vielen Herausforderungen, da in dem Gasthaus viel renoviert und umgebaut werden musste. Hr. H. ist Vertreter und beruflich viel unterwegs, deshalb musste Fr. H. bei den Renovierungsarbeiten viel selbst machen und hatte kaum Unterstützung von ihrem Mann. Als vor ca. 3 Jahren alle baulichen Arbeiten fertig waren, war die Erleichterung bei Fr. H. groß. Hr. H. ist dieses Jahr in Pension gegangen und hatte somit auch wieder mehr Zeit, um seine Frau zu unterstützen. Sie war dafür sehr dankbar und genoss die gemeinsame Zeit, die in den letzten Jahren aufgrund des Berufs ihres Mannes sehr knapp war. Vor allem in der jetzigen Situation mit der Covid-Pandemie ist Fr. H. allerdings sehr angespannt, da sie ihr Gasthaus für einige Monate schließen musste und nun einen Lieferservice anbietet. Aufgrund der großen Einnahmensverluste musste sie, schweren Herzens, bereits zwei ihrer Mitarbeiterinnen entlassen. Zum Glück läuft der Lieferservice gut und Fr. H. muss mit keinen allzu großen weiteren finanziellen Verlusten dieses Jahr rechnen. Dennoch machen ihr die Unsicherheit über die Zukunft und die Frage, wie es weitergehen wird, große Sorgen. Nicht selten bleibt sie bis Mitternacht im Büro und tätigt Bestellungen für die nächste Woche, überlegt sich neue Strategien, um die finanzielle Lage zu verbessern oder plant eine sprit- und zeitsparende Route für den nächsten Tag, um das Essen pünktlich auszuliefern. Wenn sie dann fertig und endlich zu Hause angekommen ist, fällt ihr das Einschlafen sehr schwer. Immer wieder kommen ihr Gedanken in den Sinn und es eröffnen sich neue Probleme, für die sie keinen Ausweg weiß. Häufig bricht Fr. H. aus Verzweiflung in Tränen aus. Meistens gelingt es ihr erst gegen 1:30 einzuschlafen. Nicht nur das Einschlafen sondern auch das Durchschlafen ist erschwert. Tagsüber ist Fr. H. sehr angespannt und ihre Stimmungslage ist aufgrund des Schlafmangels deutlich gedrückt. Sie merkt auch, dass sie sich schlecht konzentrieren kann und die Konzentrationsstörungen zunehmen, was sich vor allem bei der Essensbestellung zeigt. Oft vergisst Fr. H. die Adressen, an die das Essen geliefert werden soll, auf den Lieferscheinen zu vermerken oder sie notiert eine falsche Uhrzeit. Einige der Gäste sind dadurch sehr verärgert. Dieses Verhalten ist bereits seit eineinhalb Wochen unverändert. Hr. H. ist sehr besorgt um seine Frau und sucht Rat bei seinen Kindern. Diese stehen jedoch aufgrund der Covid-Situation auch sehr unter Stress und haben ihre eigenen Probleme. Dennoch sind sie bereit, ihren Eltern unter die Arme zu greifen und sie zu unterstützen, wenn es notwendig ist. Fr. H. ist jedoch davon überzeugt, dass sie diese Situation allein bewältigen kann und lehnt jede Hilfe ihrer Kinder ab.

Eines Tages, als Fr. H. gerade mit dem Auto unterwegs ist, um die letzten Essensbestellungen auszuliefern, schläft sie am Steuer ihres Autos ein. Als sie wieder aufwacht, liegt sie im Krankenhaus in einem Patientenbett. Ihr Mann sitzt neben ihr und hält ihre Hand. Als sie ihn fragt, was passiert sei, antwortet er unter Tränen: „Du hattest einen Autounfall. Du warst gerade dabei das Essen auszuliefern, da hattest du einen Sekundenschlaf und bist in einen Baum gekracht. Das Auto hat einen Totalschaden, aber du hast dir zum Glück nur das Bein gebrochen und eine leichte Gehirnerschütterung. Zum Glück ist dir nicht mehr passiert, mein Schatz. Ich hatte solche Angst um dich." Nach einer kurzen Pause fragt Fr. H.: „Und was ist jetzt mit dem Gasthaus? Wir müssen doch das Essen ausliefern, sonst bekommen wir kein Geld." Völlig entsetzt antwortet Hr. H.: „Melli, was ist mit dir los? Vergiss doch jetzt das Gasthaus, jetzt musst du erst mal wieder gesund werden."

Auch in den nächsten Tagen im Krankenhaus gelingt es Fr. H. nicht, ein- beziehungsweise durchzuschlafen. Ununterbrochen kreisen ihre Gedanken und sie macht sich große Sorgen. Sie hat keine Ahnung, wie sie das alles schaffen soll, denn sie kann mit ihrem gebrochenen Bein weder gehen noch stehen oder Auto fahren.

Das Pflegepersonal versucht, Fr. H. Mut zu machen, und sie bei der Durchführung der Körperpflege und der Mobilisation mit den Krücken anzuleiten. Auch hier machen sich wieder die Konzentrationsstörungen bemerkbar. Zudem ist Fr. H. auch sehr ungeduldig, das heißt, wenn sie Gehversuche mit den Krücken versucht und es ihr nicht sofort gelingt, probiert sie es kein weiteres Mal, setzt sich wieder in den Rollstuhl und fordert die Pflegeperson auf, sie wieder in ihr Zimmer zurückzubringen. Durch dieses Verhalten ist es Fr. H. auch nach mehreren Tagen noch nicht möglich, mit Krücken zu gehen und sie ist auch bei der Körperpflege noch auf Hilfe angewiesen. Immer wieder berichtet die Zimmernachbarin von Fr. H., dass sie abends sehr lange munter ist und häufig weint. In einem Gespräch mit der DGKP, Hrn. H. und den Kindern bricht auch Hr. H. in Tränen aus. Er weiß einfach nicht, wie er seine Frau unterstützen kann.

Das Gasthaus wird in der Zwischenzeit von der Köchin geführt und auch die Kinder und Hr. H. helfen fleißig mit.

Notizen

Fallbeispiel 16
Patient mit kardialer Dekompensation, Dyspnoe und Covid-19-Infektion

Hr. F. ist 78 Jahre alt und wird aufgrund einer kardialen Dekompensation und Dyspnoe mit der Rettung ins Krankenhaus eingeliefert. Bei der Aufnahme wird ein SpO_2-Wert von 88 % ermittelt, dem eine Anordnung zur O_2-Gabe von 2 l über die Nasenbrille folgt. Des Weiteren zeigen sich ausgeprägte Beinödeme sowie ein Ödem am Hoden. Der Covid-19-Antigentest ist negativ, ein PCR-Test wird sicherheitshalber auch noch abgenommen. Dieses Ergebnis ist noch ausständig.

Am nächsten Tag verschlechtert sich der hämodynamische und respiratorische Zustand des Patienten. Aufgrund der schlechten Sauerstoffwerte (SpO_2 von < 70 %) ist eine Intubation und die Verlegung auf die Intensivstation zur Beatmung erforderlich. Dort wird der Patient isoliert, da der durchgeführte PCR-Test positiv ist. Nach gut 2 Wochen Intubation und Beatmung haben sich die hämodynamischen und respiratorischen Werte gebessert und Hr. F. kann wieder extubiert werden. Aufgrund seiner schlechten Hämodynamik in der Akutphase konnte Hr. F. nicht positioniert werden und es entwickelte sich sakral ein Dekubitus unklarer Tiefe im Ausmaß von ca. 2 x 4 cm. Die Mobilisation ist aufgrund seiner körperlichen Schwäche und seines Körpergewichtes (128 kg auf 185 cm) nur mit Unterstützung von 2 Pflegepersonen bzw. Physiotherapeut*innen möglich. Hr. F. toleriert diese aber sehr gut und die Abwechslung im Lehnsessel gefällt ihm sichtlich. Mikrolagerungen führt er selbstständig durch und auch bei der Positionierung hilft er aktiv mit, so gut er kann. Einmal pro Tag kommt die Ergotherapeutin und führt diverse Übungen mit Hrn. F. durch. Den vor einigen Tagen begonnenen oralen Kostaufbau verträgt er gut. Aufgrund seines diagnostizierten Diabetes mellitus erhält er eine angepasste Diät.

Sein Zustand bessert sich zusehends und er kann wieder auf die Normalstation (Covid-19-Station) verlegt werden. Der Patient ist derzeit noch mit einem Harnkatheter versorgt. Bei der Körperpflege fällt auf, dass es Hrn. F. unangenehm ist, wenn die Intimpflege durchgeführt wird. Sein massives Hodenödem stellt für ihn eine zusätzliche Belastung dar. Er äußert große Schmerzen aufgrund der gespannten Haut. Der Dekubitus sakral bessert sich etwas und wird von der Wundmanagerin versorgt. Liegt

Hr. F. im Bett, soll darauf geachtet werden, dass möglichst wenig Druck sakral herrscht.

Hr. F. ist gelernter Tischlermeister und lebt für seinen Beruf. Aufgewachsen ist er in eher ärmlicheren Verhältnissen mit 7 Geschwistern, von denen heute noch 4 leben. Er pflegt einen guten Kontakt zu ihnen. Hr. F. lebte bis Dezember gemeinsam mit seiner Frau in einem Zweifamilienhaus im ersten Stock. Das Haus ist barrierefrei gebaut. Seine Frau ist im Dezember, kurz vor seiner Einlieferung ins Krankenhaus, in derselben Klinik verstorben. Hr. F. leidet noch immer sehr unter dem Verlust seiner Gattin und es scheint, dass er nicht wahrhaben will, dass er jetzt Witwer ist. Sie haben 3 gemeinsame Kinder. Eine Tochter lebt mit ihrer Familie in Wien, ein Sohn mit seiner Familie in Oberösterreich und der jüngste Sohn der beiden lebt gemeinsam mit seiner Frau und den beiden Kindern im selben Haus wie Hr. F. im Erdgeschoß. Zu Hause sind Rollstuhl, Pflegebett und WC-Sitzerhöhung noch von Fr. F. vorhanden. Hr. und Fr. F. wurden zu Hause von einem mobilen Pflegedienst betreut sowie die meiste Zeit mit Essen auf Rädern versorgt. Der mobile Pflegedienst unterstützte die beiden bei der täglichen Körperpflege sowie beim Ankleiden. Fr. F. wurde von den Pflegekräften täglich in den Rollstuhl mobilisiert und abends dann zurück ins Pflegebett. Sie war nach einem Apoplex vor zwei Jahren hemiplegisch. Unterstützung bekamen die beiden zusätzlich noch vom Sohn sowie der Schwiegertochter. Diese erledigten Einkäufe, kochten hin und wieder für die beiden, wenn ihnen das Menü des Essensdienstes nicht schmeckte, und unternahmen ab und zu Ausflüge mit ihnen.

Sein Sohn und die Schwiegertochter erkundigen sich jeden Tag nach dem Gesundheitszustand von Hrn. F. Besuchen dürfen sie ihn derzeit noch nicht, da er noch auf der Covid-Station betreut wird.

Hr. F. ist sich bewusst, dass er körperlich aufgrund seiner kardialen Situation und der schweren Covid-19-Infektion noch sehr schwach ist und in allen AEDLs/ATLs Unterstützung benötigt. Er scheint aber trotz dieser Situation nicht begeistert zu sein, dass er daheim weiterhin die Unterstützung der mobilen Pflege benötigen wird. Bei Gesprächen mit der Sozialarbeiterin verdeutlicht er, dass er sich schon wieder sehr auf sein Zuhause und seine Frau freue. Es scheint, als hätte er vergessen, dass seine Frau verstorben ist und sie beide bereits vor seiner Erkrankung die Hilfe des Pflegedienstes benötigt hatten.

Notizen

Fallbeispiel 17
Patientin mit akutem Insult

Fr. S. ist 62 Jahre alt. Sie lebt seit dem Tod ihres Mannes vor zwei Jahren in einer Wohnung im zweiten Stock. Fr. S. liebte ihren Beruf als Volksschullehrerin und war stets eine lustige, gepflegte und hilfsbereite Person. Ihre 35-jährige Tochter Marie erkannte bei einem Besuch, dass mit ihrer Mutter etwas nicht stimmte. Fr. S. hatte eine graue Gesichtsfarbe, war schweißig und hatte einen hängenden Mundwinkel. Zudem konnte sie die linke Körperhälfte nicht richtig bewegen und reagierte auf keine Zurufe der Tochter. Marie verständigte sofort die Rettung und durfte mit ins Krankenhaus fahren. Bei der Aufnahme berichtet sie, wie sie ihre Mutter vorgefunden hat. Es wird ein ischämischer Insult mit schlaffer Lähmung der linken Körperseite festgestellt. Fr. S. ist zeitlich nicht orientiert, sie weiß nicht, welcher Tag heute ist. Sie versteht den Ernst der Lage nicht, kann die Situation nicht einschätzen und sie spricht das Pflegepersonal wiederholt an, warum um ihre Person so eine Hektik herrscht. Trotz verordneter Bettruhe versucht sie ständig, das Krankenbett zu verlassen, um nach Hause zu gehen. Sie wird auf der Stroke Unit aufgenommen.

Am nächsten Morgen bemerkt die zuständige DGKP, dass Fr. S. verquollene Augen hat und sie sich schnell einige Tränen wegwischen möchte. Mit der Situation, dass sie nun große Unterstützung bei der Körperpflege benötigt und zudem harninkontinent ist, kommt sie sehr schlecht zurecht. Sie beginnt bei der Pflege immer wieder zu weinen. Sie kann ohne fremde Hilfe die Toilette nicht erreichen, was sie zusätzlich sehr traurig macht. Fr. S. betont, dass es ihr peinlich ist, von anderen Menschen nackt gesehen zu werden. Ihr äußeres Erscheinungsbild war ihr immer sehr wichtig, daher war sie es gewohnt, jeden Tag zu duschen und sich danach ausgiebig mit einer wohlduftenden Körperlotion einzucremen. Sie äußert auch, dass sie schnell wieder nach Hause in ihre Wohnung möchte und gestikuliert dabei mit ihrer rechten Hand. Die täglichen Spaziergänge am frühen Morgen im Wald fehlen ihr sehr. Sie hat Angst, dass sie alleine nicht mehr zurechtkommt und ihr Leben nicht mehr wie vorher sein wird. Sie möchte ihrer Tochter und deren Ehemann nicht zur Last fallen, da sie beide beruflich sehr beschäftigt sind und außerdem zwei kleine Kinder haben. Sie erhofft sich, dass sich ihre Hemiparese auf der linken Körperseite bessert und sie einige Dinge wieder selbstständig machen kann. Ihr größter Wunsch ist es, nicht in einem Pflegeheim wohnen zu müssen und nicht komplett pflegeabhängig zu sein.

Notizen

Fallbeispiel 18
Patientin mit Brustkrebs

Fr. U. ist 27 Jahre alt und lebt gemeinsam mit ihrem Ehemann und ihren zwei Kindern (ein und drei Jahre alt) in einem Einfamilienhaus. Neben ihrem Beruf als Buchhalterin ist sie leidenschaftliche Tennisspielerin in einem Verein ihrer Gemeinde, wo sie im Laufe der Zeit enge Freundschaften geknüpft hat.

Vor vier Jahren hat sie gemeinsam mit ihrem Mann entschieden, ihren Traum vom Eigenheim zu verwirklichen. Die beiden haben dafür einen Kredit aufgenommen. Ihre zwei Töchter sind derzeit noch in der Krabbelstube untergebracht. Die Eltern von Fr. U. sind noch sehr aktiv und gesundheitlich in guter Form, weshalb die Kinder häufig bei ihnen zu Besuch sind. Die Großeltern übernehmen auch die Betreuung der Kleinkinder nach der Krabbelstube, wenn Fr. U. arbeitet. Fr. U.s Ehemann arbeitet als IT-Techniker.

Gemeinsam besucht die Familie sonntags den Gottesdienst, da der Glaube für Fr. U. eine zentrale Rolle in ihrem Leben eingenommen hat. Ihre Großmutter hat sie schon als kleines Kind in die Kirche mitgenommen. Sie war fasziniert von den Erzählungen ihrer Großmutter aus der Bibel.

Fr. U. hat vor einigen Monaten einen Knoten in ihrer Brust palpiert und daraufhin einen Termin bei ihrer Gynäkologin vereinbart. Nach mehreren Untersuchungen wurde die Diagnose N. Mammae dext. gestellt. Das war für ihre Familie ein sehr herausfordernder und beängstigender Einschnitt im Leben. Viele Fragen und Ängste haben sich bei Fr. U. breit gemacht und ihre Gedanken kreisen fast ständig um ihre Zukunft. Sie gibt an, mit der derzeitigen Situation überfordert zu sein und nicht zu wissen, wie es nun mit dem Haus, dem Kredit und ihrem Beruf weitergehen soll.

Es wurde mit einer neoadjuvanten Chemotherapie gestartet. Nach dieser soll eine OP durchgeführt werden. Leider muss der aufklärende Operateur nach der Chemotherapie mitteilen, dass das sicherste Vorgehen eine Ablatio dext. wäre, da der Tumor invasiv gewachsen ist. Fr. U. hat Angst, dass sie mit dem veränderten Körperbild nicht zurechtkommen wird und sich nicht mehr als richtige Frau fühlen wird. Die Situation verursacht ihr Unbehagen. Sie hat sich in den letzten Wochen intensiv mit dem Thema

Brustkrebs beschäftigt und auch ihre Eltern um Rat gefragt. Fr. U. ist der Rückhalt durch ihre Eltern besonders wichtig, da sie dadurch ein intensives Gefühl von Sicherheit hat.

Beim Anamnesegespräch weint Fr. U. und gibt ihre Ängste bezüglich der Operation und dem Leben danach an. Sie erwähnt auch, dass ihr Mann sie nicht mehr attraktiv finden wird, obwohl er immer sagt, dass sie immer zusammenhalten und gemeinsam den Weg gehen werden. Ängste, Unklarheiten und viele offene Fragen sind wiederholt ein Thema für sie.

Ihr Wunsch ist es, während des Aufenthalts eine Bezugsperson zu haben, die ihr zur Seite steht und an die sie sich bei allen Fragen wenden kann. Sie braucht einfach ein Gefühl der Sicherheit, um mit der Erkrankung umgehen zu können.

Ihren Kindern hat sie in einfachen Worten ihre Diagnose geschildert und warum sie nun ins Krankenhaus muss. Sie musste den Kindern Bescheid sagen, da sie ihren Haarverlust durch die Chemotherapie bemerkt und angesprochen haben. Aufgrund des Rückhalts durch die Familie ist es schon ein bisschen leichter für sie.

Notizen

Fallbeispiel 19
Patient mit Myokardinfarkt

Vor drei Tagen wurde Hr. M. auf der kardiologischen Intensivstation mit Verdacht auf akuten Myokardinfarkt aufgenommen. Grund für die Aufnahme war die Tatsache, dass er während einer Besprechung in seiner Redaktion plötzlich akute thorakale Beschwerden äußerte und kurz darauf bewusstlos am Boden zusammenbrach. Die Kolleg*innen begannen umgehend mit der Reanimation und Hr. M. erlangte auch nach kurzer Zeit spontan wieder das Bewusstsein. Er wirkte jedoch sehr benommen und hatte weiterhin Beschwerden. Es wurde umgehend die Rettung verständigt, die nach wenigen Minuten vor Ort war und Hrn. M. entsprechend versorgte. Die aktuellen Laborwerte und die Ergebnisse der durchgeführten Herzkatheteruntersuchung bestätigten den Verschluss eines Koronargefäßes, welches mit drei Stents wiedereröffnet werden konnte.

Nach drei Tagen intensivmedizinischer Behandlung und Betreuung wird Hr. M. nun auf die Normalstation verlegt. Bei der Übernahme des Patienten von der Intensivstation erhalten Sie die Information, dass der Patient leicht hypoton ist (RR 100/60 mmHg). Des Weiteren weist er einen Ruhepuls von 100 Schlägen pro Minute sowie bei Mobilisation einen Puls von 135 Schlägen pro Minute auf. Ebenso zeigt der Patient ausgeprägte Belastungsdyspnoe mit Schwindelgefühl, weshalb bisher lediglich eine Mobilisation ins „Herzbett" möglich war. In dieser Position ist es ihm möglich, selbstständig kleine Mengen zu essen. Ebenso führt Hr. M. die Körperpflege im „Herzbett" durch. Dabei wäscht er sich Gesicht, Arme, Hände und Oberkörper selbst, die weitere Körperpflege wird von einer Pflegeperson unterstützend übernommen. Dies ist ihm jedoch sehr unangenehm und peinlich, v. a. in Anbetracht der Tatsache, dass weitere Patienten im Zimmer sind und zusehen können. Bezüglich der Ausscheidung verwendet Hr. M. selbstständig die Harnflasche, wenn diese in Reichweite gebracht wurde. Er hofft und wünscht sich, dass er so rasch wie möglich wieder Selbstständigkeit in den Aktivitäten des täglichen Lebens erlangt, damit er sich nicht mehr so abhängig und hilflos fühlt.

Weiters ist derzeit eine kontinuierliche Überwachung der Vitalparameter Blutdruck, Atemfrequenz, Puls und Sauerstoffsättigung mittels Monitor erforderlich. Die Geräusche und Alarme des Geräts sorgen bei Hrn. M.

für Unsicherheit. Vor allem in der Nacht fühlt er sich dadurch gestört, hat Schwierigkeiten beim Ein- und Durchschlafen. Zudem hat der Patient eine vorgegebene Flüssigkeitseinschränkung von 1,5 l aufgrund seiner eingeschränkten Linksventrikelfunktion. Hr. M. erhält aufgrund seiner Atemnot und peripheren Sauerstoffsättigung von 90 % kontinuierlich 2 Liter Sauerstoff über die Nasenbrille, bei Belastung und Abfall der O_2-Sättigung kann die O_2-Gabe laut Arztanordnung auf bis zu 5 l/min erhöht werden. Er hat am linken Unterarm eine periphere Venenverweilkanüle (grün, liegt den 4. Tag), welche mit einem Folienverband versorgt wurde. Er erhält derzeit Antikoagulantien p. o., Antihypertensiva p. o., Lasix i. v. sowie einen Lipidsenker p. o.

Hr. M. ist 51 Jahre alt, 175 cm groß und wiegt 94 kg. Er ist Redaktionsleiter einer kleinen Zeitschrift und hat sechs Mitarbeiter*innen in seinem Team, für die er verantwortlich ist. Er ist geschieden und hat zwei erwachsene Kinder mit denen er wenigen, aber guten Kontakt hat. Er wohnt in einem Appartement im 8. Stock mit Lift. Er arbeitet ca. 65 Stunden in der Woche, liest gerne Tageszeitung und geht – sofern es die Zeit zulässt – mit Freund*innen gelegentlich in Jazzclubs. Er hat eine Vorliebe für gutes Essen – auch relativ fettige Hausmannskost, wie z. B. Schweinsbraten, in Schmalz herausgebackene Schnitzel oder Grammelknödel, dazu dürfen für Hrn. M. ein bis zwei Gläser Bier oder Wein nicht fehlen. Auch am Abend trinkt er gerne ein oder zwei Gläser Wein, damit er besser schlafen kann. Sport bzw. Bewegung betreibt Hr. M. fast gar nicht. Er fährt z. B. auch die kurze Strecke zur Arbeit mit seinem „fetzigen" Porsche Cabriolet, wie er erzählt.

Notizen

Fallbeispiel 20
Patientin mit Multipler Sklerose

Fr. M., 46 Jahre alt, wird liegend auf die neurologische Station gebracht, ihre Vitalzeichen sind im physiologischen Bereich. In den letzten Tagen hat sich eine zunehmende Spastik bemerkbar gemacht, diese ist rechtsbetont und in der oberen Extremität stärker ausgeprägt als in der unteren. Das war der Grund, warum die Hausärztin Fr. M. auf die Neurologie überwiesen hat. Die Einweisungsdiagnose war ein akuter Schub der MS. Auf der Neurologie ist Fr. M. bereits seit 2002 (Erstdiagnose der MS) bekannt, da sie ca. alle ein bis zwei Jahre wegen eines akuten Schubs in die Klinik muss. Die diensthabende Neurologin verordnet der Patientin aufgrund des akuten Schubgeschehens folgende Medikation: Glucocorticoide i.v., Antidepressiva p.o., Antiepileptika p.o., Immunsuppressivum p.o., Muskelrelaxantium p.o., Analgetika p.o. und ein Antikoagulantium s.c. zur Thromboseprophylaxe, da Fr. M. derzeit kaum mobil ist.

Trotz der vorliegenden Spastik versucht Fr. M. aufgrund ihres häufigen Harndrangs immer wieder aufzustehen und auf die Toilette zu gehen, die sie meist nicht rechtzeitig erreicht. Aus der Anamnese sind häufig wiederkehrende Harnwegsinfekte bekannt. Dies sei für sie sehr belastend, gibt Fr. M. an. Die Patientin sei zu Hause schon mehrmals deswegen gestürzt. Ihr ist das Einnässen sehr unangenehm und sie möchte diesbezüglich Hilfe von Ihnen.

Auffallend sind auch eine zusammengesunkene Sitzhaltung und tollpatschig wirkende Bewegungen. Fr. M. kann derzeit einen vollgefüllten Becher mit der rechten Hand nicht heben, da die Kraftdosierung beim Greifen inadäquat ist. Dies führt dazu, dass sie immer wieder etwas verschüttet. Diese Situation wird auch davon beeinflusst, dass die visuelle Wahrnehmung momentan am rechten Auge hochgradig eingeschränkt ist. Sie sieht nur einen Teil ihres Gesichtsfeldes auf dem rechten Auge. Auffallend sind auch ihre Sprechschwierigkeiten: Die Sprache der Patientin ist verwaschen und stockend, weshalb sie derzeit schwer zu verstehen ist. Die Sprachproblematik ist für Fr. M. neu, bisher traten Sprachschwierigkeiten bei keinem Schub auf. Das macht sie sehr traurig und verzweifelt und sie hofft, dass sich die Situation wieder verbessert.

Fr. M. ist verheiratet und arbeitet 20 Stunden pro Woche als Bürokraft. Seit 15 Jahren ist eine Multiple Sklerose mit schubförmigem Verlauf diagnostiziert. Der letzte Schub liegt eineinhalb Jahre zurück. Fr. M. lebt seit ihrer Diagnose sehr gesundheitsbewusst und hält seit Jahren ihr Normalgewicht. Sie macht täglich Spaziergänge, selten mit ihrem Ehemann, der durch seinen Beruf wenig Freizeit hat. Ihre zwei Kinder – Zwillinge, 16 Jahre – leben derzeit aufgrund eines Austauschjahres im Ausland. Derzeit ist sie daher häufig alleine. Sie hat nur einen sehr kleinen Bekanntenkreis, der hauptsächlich aus Arbeitskolleg*innen besteht. Ihre Eltern sind schon vor langer Zeit verstorben.

Im Pflegeanamnesegespräch fängt Fr. M. zu weinen an, da sie ihrem Mann nicht zusätzlich zu seiner beruflichen Belastung ihre Krankheit aufbürden will. Sie hat die Hoffnung aufgegeben, nach dem Krankenhausaufenthalt wieder arbeiten gehen zu können.

Notizen

Fallbeispiel 21
Patient mit Prostataoperation

Hr. K., 78 Jahre, liegt auf der urologischen Abteilung und wurde vor fünf Tagen aufgrund einer Prostatahyperplasie und einem damit verbundenen Harnverhalt operiert. Es wurde eine transurethrale Prostataresektion vorgenommen. Bei der OP wurde eine benigne Prostatahyperplasie mit Verschluss der prostatischen Harnröhre diagnostiziert. In den ersten postoperativen Tagen hatte Hr. K. einen transurethralen Spülkatheter (Ch20), dieser wurde heute entfernt und die Entlassung für den übernächsten Tag geplant. Am Abend vor der Entlassung äußert Hr. K. nun jedoch Probleme mit dem Urinieren. Aufgrund eines akuten Harnverhalts wird erneut ein transurethraler Blasenverweilkatheter (Silikon, Ch. 16, geblockt mit 7 ml Aqua) gesetzt. Hr. K. soll trotzdem wie geplant entlassen werden und in drei Tagen in die Ambulanz zur Kontrolle kommen. Am Tag der Entlassung kommt seine Gattin auf die Station und geht direkt in das Patientenzimmer, um ihrem Mann beim Packen für den Heimtransport behilflich zu sein. Dabei bemerkt sie, dass Hr. K. erneut einen Blasenverweilkatheter hat. Völlig aufgebracht stürmt die Frau an den Stützpunkt der Station und wendet sich an die erste Pflegeperson: „Was soll das, warum hat mein Mann einen Katheter? Er soll doch heute nach Hause kommen? Man hat mir erklärt, dass mein Mann nach der Operation besser urinieren kann?" Die Pflegeperson versucht zu erklären, dass Hrn. K. aufgrund eines akuten Harnverhalts erneut ein Blasenverweilkatheter gesetzt wurde, er aber trotzdem entlassen werden könne. Die Gattin wirkt mit der Situation überfordert und äußert starke Bedenken und Ängste in Bezug auf den Umgang mit dem Katheter im häuslichen Setting. Hr. K. erhält derzeit aufgrund seiner Hypertonie Betablocker. Weiters nimmt er schon seit mehreren Jahren Statine, da seine Cholesterinwerte stark erhöht sind. Derzeit erhält er noch Analgetika (8:00, 14:00, 22:00 je 500 mg Paracetamol) bei zusätzlichem Schmerzmittelbedarf kann er noch weitere zwei Gaben Paracetamol bekommen. Er nimmt zusätzlich die vom Hausarzt verschriebenen Vitamine (B, C, D) regelmäßig ein. Postoperativ soll er insgesamt 10 Tage eine s. c. Thromboseprophylaxe mit Lovenox durchführen.

Neben der urologischen Problematik bestehen bei Hrn. K. seit Jahren (Erstdiagnose 2012) eine voranschreitende Makuladegeneration sowie eine damit einhergehende mittlerweile starke Einschränkung des Sehvermögens. Aufgrund dieser Sehbeeinträchtigung fühlt sich Hr. K. vor allem in einer ihm fremden Umgebung weniger sicher in seiner Mobilität. Des Weiteren braucht er auch Hilfe beim An- und Auskleiden sowie bei der Körperpflege. Das Essen wird für Hrn. K. aufgrund seiner Sehbeeinträchtigung vorbereitet.

Wie auch seine Frau war Hr. K. früher Gymnasiallehrer. Hr. und Fr. K. sind seit über 40 Jahren verheiratet und haben einen Sohn, der jedoch im Ausland lebt und seine Eltern berufsbedingt nur unregelmäßig besucht. Früher hat das Ehepaar gerne Wanderungen unternommen. Mit zunehmender Sehbeeinträchtigung von Hrn. K. wurden diese Ausflüge jedoch immer seltener. Hr. und Fr. K. leben in einer kleinen Zwei-Zimmer-Wohnung in Wien ohne Lift. Die Gattin pflegt und unterstützt ihren Mann seit einigen Jahren, doch die zunehmende Verschlechterung des körperlichen Zustandes ihres Mannes wird für sie zu einer immer größeren Belastung.

Notizen

Fallbeispiel 22
Patient mit Pneumonie und HIV

Hr. M., 51 Jahre, kommt mit Verdacht auf eine akute Pneumonie zur stationären Aufnahme. Dabei wird er von der Rettungssanitäterin per Rollstuhl gefahren. Der Patient ist sehr kurzatmig, hat heftige Hustenanfälle im 5-Minuten-Takt und leidet unter entsprechender Dyspnoe. Weiters ist er tachykard (120 Schläge/Minute), sein Blutdruck liegt bei 110/60 mmHg. Die Körpertemperatur beträgt 37,5 °C. Aus der Krankengeschichte lässt sich erkennen, dass der Patient HIV-positiv (seit 2011) ist.

Hr. M. ist kachektisch mit einem Gewicht von 52 kg und einer Körpergröße von 171 cm. Obwohl er sich bemüht, regelmäßig zu essen, kann er aufgrund von Appetitlosigkeit meist nur sehr kleine Mengen zu sich nehmen. Weiters gibt er an, zu Hause oftmals auch nicht die Kraft zu haben, etwas zu kochen oder einzukaufen. Seit seine Partnerin verstorben ist, fehlt ihm oft die Motivation dafür. Durch sein fehlendes Durstgefühl trinkt der Patient über den Tag verteilt maximal 500 ml. In der Notaufnahme wurde ihm bereits eine periphere Venenverweilkanüle am rechten Unterarm zur parenteralen Flüssigkeitszufuhr gelegt.

Weiters kann Hr. M. seinen dünnflüssigen Stuhl nicht zurückhalten. Es besteht der Verdacht auf eine Kryptosporidieninfektion (einzellige Dünndarmparasiten). Der Patient schämt sich sehr, dass er sich in der Notaufnahme eingekotet hat. Insgesamt fallen den Pflegepersonen bei der Aufnahme sofort das ungepflegte Erscheinungsbild des Patienten sowie der starke Geruch nach Stuhl und Harn auf. Weiters zeigen sich livide, fleckige Hautveränderungen an allen Extremitäten und am Oberkörper. Er wird zur weiteren Behandlung und Diagnostik auf die interne Abteilung verlegt.

Nach dem Cor-Pulmo-Röntgen wird der Verdacht auf eine Pneumonie (wahrscheinlich mit Pneumocystis carinii) bestätigt. Sputum wird zur bakteriologischen Untersuchung versandt und der Patient erhält eine i. v. Antibiose. Bei einer O_2-Sättigung < 90 % erhält der Patient Sauerstoff über eine Maske. Dies ist häufig im Rahmen der Mobilisation erforderlich.

Die anhaltende Diarrhoe ist körperlich sehr anstrengend und der Patient wirkt entsprechend kraftlos. Er schafft es jedoch mit der Hilfe von zwei Pflegepersonen auf den Toilettenstuhl, die Harnflasche kann er ohne Hilfe benützen, wenn diese in Reichweite ist. Er klagt auch immer wieder über Bauchkrämpfe.

Er erhält eine Flüssigkeitssubstitutionstherapie i. v., da er es derzeit nicht schafft, mehr als ca. 500 ml zu trinken. Weiters muss die über die Diarrhoe verlorene Flüssigkeit ersetzt werden. Zusätzlich schluckt er seit 2005 die antiretrovirale Kombinationstherapie.

Es steht weiters die Diagnose AIDS im Vollbild im Raum.

Seit seine Lebensgefährtin vor einem Jahr plötzlich verstorben ist, lebt Hr. M. alleine in einer Zwei-Zimmer-Wohnung (1. Stock ohne Lift). Durch das Voranschreiten seiner HIV-Infektion, deren Diagnose er vor 13 Jahren erhalten hat, sind ihm seit vergangenem Jahr jedoch nur mehr wenige berufliche Aufträge, die er als IT-Fachmann von zu Hause aus erledigen kann, möglich. Dies bringt Hrn. M. auch in zunehmende finanzielle Schwierigkeiten. Meist wirkt Hr. M. sehr abgeklärt, er ist sich seines Zustandes bewusst. Zeitweise scheint er jedoch sehr niedergeschlagen und traurig, insbesondere wenn er von seiner verstorbenen Lebensgefährtin erzählt kommen ihm häufig Tränen.

Zeitweise ist er zynisch, zeitweise verbal aggressiv im Umgang mit den Pflegepersonen und Ärzt*innen.

Notizen

Fallbeispiel 23
Patientin nach Cholezystektomie

Fr. T. (27) wird mit starken Oberbauchschmerzen, Erbrechen und beginnendem Ikterus am Samstag um 22:00 auf der chirurgischen Abteilung aufgenommen. Nach ärztlicher Anamnese und Befundung wird die Diagnose Cholezystolithiasis (Steine auch im Ductus Choledochus) gestellt. Aufgrund der massiv erhöhten Leberparameter und der starken Schmerzen wird ein Operationstermin zur Cholezystektomie durch Laparoskopie vorgeschlagen. Da Fr. T. an Trisomie 21 leidet, wird die Patientin zusammen mit ihrer Mutter aufgenommen. Die Mutter berichtet, dass bei Fr. T. seit einem Jahr immer wiederkehrende kolikartige Schmerzen im rechten Oberbauch und ein zeitweiliges Druckgefühl im Epigastrium auftreten. Beim ersten Auftreten der Schmerzen wurde von der Hausärztin die Verdachtsdiagnose Cholezystitis gestellt. Da Fr. T. panische Angst vor dem Krankenhaus hat und die Schmerzen mit den von der Hausärztin verordneten Medikamenten laut Mutter immer wieder zurückgingen, kümmerte sich die Familie nicht weiter um die Verdachtsdiagnose.

Nun wird ein Operationstermin für Montagfrüh vereinbart. Sollte sich die Situation jedoch am Wochenende verschlechtern, muss die Patientin akut operiert werden. Sie begleiten Fr. T. (sitzt im Rollstuhl) sowie die Mutter der Patientin in ihr Zimmer und unterstützen Fr. T. beim Ankleiden des Nachthemds. Im Zuge dessen erkennen Sie Rötungen und Mazerationen in beiden Brustfalten. Die Mutter von Fr. T. erklärt, dass die Rötung schon länger besteht. Im Zuge der Pflegeanamnese, die Sie erheben, erhalten Sie die Information, dass Fr. T. durch ihre Krankheit an einer ausgeprägten Hypotonie (Muskelschwäche) in den unteren und oberen Extremitäten leidet, weshalb sie in ihrer Mobilität eingeschränkt ist, lange Strecken mit dem Rollstuhl gefahren und kurze Strecken in Begleitung einer Pflegeperson zurückgelegt werden müssen. Weiters braucht sie Unterstützung beim Essen und Trinken durch Vorbereitung der Mahlzeiten sowie Hilfe bei der Körperpflege.

Da sich die Schmerzsituation von Fr. T. seit der Aufnahme massiv verschlechtert, wird die OP bereits für Sonntag angesetzt und Sie bereiten Fr. T. präoperativ für die Cholezystektomie vor. Die Patientin wirkt äußerst nervös und aufgebracht. Schon das Legen des intravenösen Zuganges durch die Aufnahmeärztin war aufgrund der großen Angst und des abwehrenden Verhaltens der Patientin eine Herausforderung. Die Patientin erhält Analgetika (Paracetamol 1000 mg um 8:00 und 20:00) und Spasmolytika (Buscopan) i.v. Weiters erhält sie perioperativ Antibiotika i.v. Für die i.v. Gaben hat man sich entschieden, weil die Medikamentengabe sichergestellt werden sollte und Fr. T. Tabletten meist nicht gut schlucken kann. Als Fr. T. allerdings bemerkt, dass immer nach Gabe „der Flasche die Schmerzen viiiiel besser werden", wie sie sagt, lässt sie sich die Infusionen und Medikamente verabreichen. Sie gewinnen den Eindruck, dass Fr. T. nicht wirklich versteht, was da um sie vorgeht. Ihre Mutter behandelt sie wie ein kleines Kind und versucht gar nicht wirklich, ihr zu erklären, was geschieht. Sie sagt zu Ihnen: „Die Kleine versteht das eh alles nicht". Sie denken aber, dass Fr. T. die Situation durchaus verstehen könnte, wenn man sich Zeit für sie nehmen würde und ihr alles ihrem Intellekt entsprechend erklären würde. Sie gehen davon aus, dass die große Angst von Fr. T. dadurch verursacht wird, dass sie sich nicht „auskennt".

Fr. T. ist 27 Jahre alt, leidet an Trisomie 21 und lebt bei ihren Eltern. Die Mutter von Fr. T. betreut sie täglich rund um die Uhr und hat für die Gewährleistung der Pflege ihrer Tochter auch ihren Beruf als biomedizinische Analytikerin in einem namhaften Pharmaunternehmen aufgegeben. Zur Förderung der Mobilität besucht Fr. T. liebend gerne wöchentlich eine Tanzgruppe. Ebenso hat sie viel Freude an geselligen Bewegungsspielen. Ihre Mutter ist ihre Hauptbezugsperson, ohne diese wird Fr. T. nervös, ungehalten, panisch und weinerlich.

Notizen

Fallbeispiel 24
Patientin im Coma diabeticum

Fr. R. (81) wird liegend mit der Rettung ins Krankenhaus und anschließend zur stationären Aufnahme auf die interne Abteilung gebracht. Dabei wird die Patientin von ihrer Tochter begleitet. Die Patientin atmet schwer und wirkt somnolent, reagiert aber verzögert auf Ansprache. Im Zuge der Vitalzeichenparameterkontrolle ergibt sich eine Pulsrate von 140 Schlägen pro Minute, ein Blutdruck von 100/50 mmHg und eine Körpertemperatur von 39,5 °C. Neben einem akuten grippalen Infekt stellt die Aufnahmeärztin die Diagnose „Coma diabeticum".

Fr. R. ist seit Jahren (Erstdiagnose 2004) Diabetikerin (Typ 2) und war bis jetzt zur Gänze selbstständig und mobil, lediglich das tägliche Insulin (zweimal täglich Mischinsulin 30 %/70 %) wurde von der Tochter verabreicht. Fr. R. ist 167 cm groß und wiegt 83 kg. Laut Angaben der Tochter leidet Fr. R. seit zwei Tagen an Husten, Schnupfen und Fieber, die Hausärztin spricht von einem grippalen Infekt. Zusätzlich berichtet sie, dass ihre Mutter zu Hause ständig über großen Durst geklagt und für ihre Verhältnisse viel Tee getrunken habe und dass sie ihre Mutter sehr häufig zur Toilette begleiten musste. Als der Tochter heute vormittags jedoch eine immer stärker werdende Somnolenz auffiel, rief sie die Hausärztin, die sogleich eine Einweisung ins Krankenhaus veranlasste.

Die Blutzuckerbestimmung ist auf der Station aufgrund des hohen Messwertes nicht mehr möglich. Erst die Laborkontrolle ergibt schließlich einen Blutzucker von 871mg/dl. Beim Auskleiden der Patientin bemerken Sie sehr trockene Haut und Kratzspuren. Die Patientin erhält laut ärztlicher Verordnung 1000 ml NaCl 0,9 % über 2 Stunden, anschließend 1000 ml NaCl 0,9 % über 4 Stunden. Weiters wird die Gabe von 6 IE Kurzzeitinsulin als Bolus und zusätzlich Kurzzeitinsulin-Perfusor 2 IE/h verordnet. BZ-Kontrollen müssen ab sofort und bis auf Weiteres zweistündlich durchgeführt werden. Weitere Blutbefundkontrollen (Kreatinin und Kalium) werden 6 Stunden und 12 Stunden nach der Bolusgabe des Kurzzeitinsulins angeordnet. Aufgrund der Somnolenz und der benötigten exakten Flüssigkeitsbilanz wird ein transurethraler DK angeordnet. Eine adäquate Kommunikation mit der Patientin ist derzeit nicht möglich. Sie hustet sehr stark und Sie bemerken, dass sie das heraufgehustete Sekret nicht gut abhusten kann – die Patientin „röchelt" immer nach dem Husten. Das Sekret muss aus der Mundhöhle abgesaugt werden.

Fr. R. lebt zusammen mit ihrer Tochter und deren Familie in einem Einfamilienhaus, wo sie einen eigenen Wohnbereich für sich hat. Bisher war Fr. R. in ihrer Alltagsgestaltung weitgehend selbstständig, lediglich zum Einkaufen und Baden ist Fr. R. auf Hilfe angewiesen. Ebenso übernimmt die Tochter die tägliche Blutzuckermessung und Insulingabe.

Fr. R. ist sehr froh über das Zusammenleben mit der Familie unter einem Dach, v.a. die beiden Enkelinnen (8 und 10 Jahre alt) sind für Fr. R. von zentraler Bedeutung. Die Tochter erwähnt noch, dass Fr. R. sicher sehr traurig sein wird, wenn sie die beiden Enkeltöchter jetzt eine Zeit lang nicht sehen darf. Der Tochter ist nämlich aufgefallen, dass am Eingang der Station ein Schild mit Hinweisen für Besuche hängt. Dort las sie, dass Besuche von Kindern unter 12 Jahren auf der Station nicht erlaubt sind.

Notizen

Fallbeispiel 25
Patient mit Insult

Vor einer Woche verspürte Hr. B., 71 Jahre alt, während Arbeiten im Haus plötzlich eine massive Schwindelattacke und stechende Kopfschmerzen. Als er seiner Frau Bescheid geben wollte, verstand diese aufgrund der verwaschenen und teilweise unzusammenhängenden Sprache des Gatten kein Wort, sie verständigte aber sogleich die Rettung. Die im Krankenhaus durchgeführte Computertomographie bestätigte die Verdachtsdiagnose eines ischämischen Insultes. Da Hr. B. zwischenzeitlich das Bewusstsein verloren hatte, wurde er auf die Intensivstation übernommen.

Nun hat sich der Zustand von Hrn. B. stabilisiert und Sie übernehmen den Patienten von der Stroke Unit auf die Normalstation. Als Folgen des Insults leidet Hr. B. an einer Hemiparese rechts sowie unter einer motorischen Aphasie, weshalb er starke Probleme hat, sich verständlich auszudrücken. Sein Sprachverständnis ist dabei nicht eingeschränkt, jedoch kann er nur unter großer Anstrengung und sehr langsam in kurzen, fehlerhaften und oft schwer verständlichen Sätzen seine Bedürfnisse äußern. Zwar ist der Bewusstseinszustand des Patienten wieder voll hergestellt, jedoch leidet Hr. B. unter einer Stuhl- und Harninkontinenz. Aufgrund der ausgeprägten Dysphagie erfolgte vor zwei Tagen die Anlage einer PEG-Sonde. Sie erfahren von der Kollegin der Intensivstation außerdem, dass die Mobilisation durch einen ausgeprägten rechtsseitigen Neglect erschwert wird, weshalb der Patient bis jetzt zwar ins „Querbett" mobilisiert werden, dort aber die Position nicht ohne Unterstützung halten konnte.

Hr. B. wirkt sehr in sich gekehrt, weshalb sich seine Frau – die ihren lebenslustigen Mann so nicht wiedererkennt – große Sorgen um ihn macht. Besonders in Situationen, in denen Hr. B. aufgrund seiner Aphasie trotz allem Bemühen von anderen nicht verstanden wird, wirkt er zeitweise aggressiv, zumeist aber weinerlich und verzweifelt. Er meint, so wie er jetzt ist, kann er alles, was ihm bisher Spaß gemacht hat, gar nicht mehr machen. Er weiß auch nicht, wie er zukünftig auf seine Enkelin aufpassen soll. Übungen, die er von der Physiotherapie und Ergotherapie gezeigt bekommen hat und die er mit dem Pflegepersonal mehrmals täglich absolvieren soll, hält er für „schwachsinnig", weil das eh nichts bringe.

Hr. B. lebt mit seiner Frau in einem Einfamilienhaus in einem kleinen Dorf. Die gemeinsame Tochter wohnt mit ihrer Familie im Nachbardorf – der Kontakt ist sehr gut und Hr. B. liebt es, auf seine 6-jährige Enkelin aufzupassen. Bis zu seiner Pensionierung war er als Tischler tätig und bis zu seinem Insult verbrachte er seine freie Zeit gerne mit handwerklichen Tätigkeiten. Außerdem ist er bereits seit vielen Jahren aktives Mitglied im örtlichen Musikverein. Seine Vereinstätigkeit ist mit dem regelmäßigen Konsum von Alkohol verbunden. Er ist als sehr geselliger, kommunikativer und humorvoller Mensch bekannt und stark in das örtliche Leben eingebunden.

Notizen

Fallbeispiel 26
Patient mit Ileostoma

Schon lange leidet Hr. K., 56 Jahre, unter Problemen mit seiner Verdauung in Form von Unregelmäßigkeiten und Obstipation. Als er jedoch vor zwei Wochen hellrote Blutauflagerungen im Stuhlgang bemerkte, ging er zu seinem Hausarzt, welcher ihn zur weiteren Diagnostik ins Krankenhaus überwies. Dort wurde ein Colonkarzinom (maligne Neubildung in allen Abschnitten des Colons) diagnostiziert. Obwohl er im Vorhinein über die bevorstehende totale Colonresektion und die Notwendigkeit einer Stoma-Anlage (Ileostoma) informiert wurde, konnte Hr. K. sich bis zur Operation nicht so recht vorstellen, was das für ihn bedeuten würde. Er wollte aber auch nicht nachfragen und hat sich darauf verlassen, dass die Ärzt*innen schon wissen, was richtig für ihn ist. Am dritten postoperativen Tag wird Hr. K. von der Intensivstation übernommen. Die Operation, bei der wie geplant die Anlage eines permanenten, endständigen Ileostomas erfolgte, ist soweit ohne Komplikationen verlaufen. Hr. K. hat derzeit noch einen zentralen Venenkatheter in der V. jugularis dext., einen Blasenkatheter (Ch 12, geblockt mit 5 ml Aqua) sowie eine Redondrainage ohne Sog in der Abdominalwunde. Das Stoma ist derzeit mit einem Ausstreifbeutel versorgt, heute soll der erste Stoma-Versorgungswechsel erfolgen. Sie erhalten noch die Information, dass der Patient in den Tagen seit der OP nur wenig gesprochen hat und sehr passiv wirkt. Dies zeigt sich auch, da er sich kaum zur Mithilfe an Pflegehandlungen motivieren lässt. Bisher war es möglich, Hr. K. für kurze Zeit ins Querbett zu mobilisieren.

Nachdem Sie Hrn. K. von der Intensivstation übernommen und auf die Normalstation gebracht haben, führen Sie eine Vitalparameterkontrolle durch. Sie erheben einen Blutdruck von 175/85 mmHg, einen Puls von 96 Schlägen pro Minute sowie eine Temperatur von 37,4 °C. Seine medikamentöse Therapievorschreibung lautet wie folgt: Analgetika (Perfalgan 1000 mg um 8:00, 14:00 und 20:00) i. v., Thromboseprophylaxe mit niedermolekularem Heparin s. c. (1x täglich), perioperative i. v. Antibiose. Weiters erhält er eine Flüssigkeitssubstitution i. v. je nach Ausscheidung (mind. 1000 ml Ringerlactat i. v.). Eine Blutdruckkontrolle ist von ärztlicher Seite dreimal täglich angeordnet. Er darf ab morgen Aufbaukost laut chirurgischem Schema erhalten.

Als der Patient am späten Nachmittag läutet und Sie ins Zimmer kommen, ist er ganz aufgebracht und zeigt mit fahrigen Bewegungen auf seinen Bauch. Sie erkennen schnell, dass sich der Ausstreifbeutel von der Haut gelöst hat und der flüssige Stuhl ausgelaufen ist. Der Patient ist stark in Rage und sagt laut zu Ihnen: „Schauen Sie sich das an! So eine Sauerei! Das mache ich nicht mehr mit – so war das nicht ausgemacht, dazu hätte ich nie zugestimmt! Die Ärzte und Ärztinnen sollen das schleunigst wieder rückgängig machen, denn mit so etwas kann ich nicht leben."

Hr. K. ist leidenschaftlicher Kranfahrer – auch nach vielen Jahren geht er gerne seinem Beruf nach. Nachdem seine Frau und er sich vor zwei Jahren haben scheiden lassen, lebt er alleine in einer kleinen, geförderten Dienstwohnung in der Nähe seines Arbeitgebers. Nachdem Hr. K. die letzten Jahre für seine zwei Kinder Alimente zahlen musste, verfügt er insgesamt über nur sehr wenig Geld, weshalb er mit der günstigen, aber kleinen Wohnung zufrieden ist, weil er oft nicht zu Hause ist. Er ist häufig auf Montage, weil die Baustellen, auf denen er tätig ist, oft weit entfernt liegen. Die Abende an fremden Baustellenorten verbringt er oft mit Kolleg*innen in Gasthäusern. Seine Ex-Frau lebt im gemeinsamen Haus, ca. 25 km entfernt. Die beiden gemeinsamen Kinder, mit denen er guten Kontakt hat, wohnen bei der Mutter und absolvieren gerade eine Lehre zur Schlosserin bzw. zum Floristen. Die Kombination aus seiner sitzenden Tätigkeit im Kran und einer Ernährung aus Wurstsemmeln und viel Fleisch aufgrund der abendlichen Hausmannskost im Gasthaus haben bei Hrn. K. zu einem stattlichen Übergewicht (BMI 34 → Adipositas Grad II) geführt.

Notizen

Fallbeispiel 27
Patient mit Ulcus Cruris

Hr. R., 69 Jahre, war es sehr unangenehm, dass er wegen einer – aus seiner Sicht – „Lappalie" seinen Hausarzt konsultierte. Er hatte sich während des Besuches bei seinem Sohn den rechten Fuß am Bett gestoßen. Die Wunde war nicht der Rede wert, lediglich eine kleine Hautabschürfung, aber dennoch wollte sie nicht abheilen. Obwohl Hr. R. selbst mit Salben und Fußbädern zu intervenieren versuchte, verschlechterte sich die Wunde. Als diese nun zunehmend übel zu riechen und zu nässen begann, beschloss er, seinen Hausarzt aufzusuchen. Dieser kennt Hrn. R. schon lange und hat ihn immer wieder auf die Notwendigkeit einer Gewichtsreduktion (Adipositas Grad I, BMI 30) aufmerksam gemacht, ihn vor den Folgen seiner seit acht Jahren bekannten Diabeteserkrankung (Diabetes mellitus Typ 2) gewarnt und versucht, ihn zu mehr Bewegung zu motivieren. Seit dem Tod seiner Frau hält sich Hr. R. jedoch nicht mehr so strikt an die Diät, immer häufiger „sündigt" er in Form von Mehlspeisen, die er sehr liebt. Aus diesem Grund muss er sich zusätzlich zu seinen morgendlichen und abendlichen Injektionen auch zwischendurch Insulin verabreichen.

Hr. R. wird ins Krankenhaus überwiesen, wo er stationär wegen des infizierten Ulcus Cruris am rechten Vorfuß aufgenommen wird. Er selbst versteht nicht, wie es so weit kommen konnte – eigentlich war es doch nur eine kleine, lächerliche Verletzung. Er gibt jedoch zu, dass ihm sein rechtes Bein schon seit einiger Zeit Schmerzen bereitet, z. B. wenn er nur kurz in den Lebensmittelladen ums Eck geht. Das sind nur rund 200 Meter Wegstrecke, dennoch muss er dauernd stehen bleiben, weil er kaum richtig auftreten kann. Eine pAVK (periphere arterielle Verschlusskrankheit) wird diagnostiziert. Im Krankenhaus erfolgen eine antibiotische Behandlung der Infektion am Bein sowie eine umfangreiche Wundbehandlung. Letztere bereitet Hrn. R. trotz Vorsicht der Pflegepersonen große Schmerzen, weshalb er sich immer schon frühmorgens vor dem täglichen Verbandswechsel fürchtet. Das Wundmanagementteam ist eingeschaltet. Er erhält eine Antibiose p. o., Biguanide (Metformin) p. o., sein Mischinsulin s. c. laut Schema des Gastroenterologen und Lipidsenker p. o. Es werden Blutzucker- und Temperaturkontrollen angeordnet.

Er ist selbstständig mobil, aufgrund des Verbandes und der Bandage fühlt er sich jedoch beim Gehen, v. a. nachts, sehr unsicher.

Was ihm ebenso große Sorgen bereitet ist sein Sohn, der schon auf ihn wartet und sicher nicht verstehen kann, warum sein Vater ihn nicht mehr besuchen kommt. Hr. R. hat ursprünglich als Lehrer an einer HTL gearbeitet, mittlerweile ist er pensioniert. Seit dem Tod seiner Frau vor zwei Jahren lebt er alleine in einer Wohnung. Der gemeinsame Sohn Simon ist 31 Jahre alt und seit der Geburt intellektuell-kognitiv beeinträchtigt. Als Fr. R. gestorben ist, war er mit der Pflege und Betreuung von Simon schlichtweg überfordert, weshalb er diesen schweren Herzens in ein Heim geben musste. Dort besuchte er seinen Sohn jedoch täglich. Was Hr. R. sehr viel Freude bereitet ist sein Oldtimerauto, mit dem er gerne bei Schönwetter kurze Halbtagesausflüge aufs Land macht.

Notizen

Fallbeispiel 28
Patient mit COPD und Bronchitis

Zwei Tage ist es her, dass Hr. C., 70 Jahre, in Begleitung seiner Gattin auf der Lungenabteilung stationär aufgenommen wurde. Schon zwei Tage vor seiner Einweisung ist Hrn. C. aufgefallen, dass sein Husten stärker und der Sekretauswurf mehr war als üblich. Als er während des Reifenwechselns zu Hause zunehmende Atemnot bekam und auch die Inhalation seines Bronchospasmolytikums keine lindernde Wirkung zeigte, verständigte seine Gattin die Rettung. Im Erstgespräch gibt Hr. C. an, dass er während des Transports von der Notärztin eine Infusion gegen Atemnot erhalten habe, diese hätte seine Beschwerden aber nur geringfügig reduziert. Einen Anfall in solcher Intensität hätte er noch nie gehabt. Die Tatsache, dass ihn seine Medikamente, die bisher immer für eine Linderung der Atemnot sorgten, diesmal keine Wirkung zeigten, hat große Angst hervorgerufen, die seine Dyspnoe noch zusätzlich verstärkte. Im Thoraxröntgen zeigt sich eine Bronchitis mit beginnender Pneumonie, es gibt keinen Hinweis auf ein Bronchuskarzinom. Die Ärzt*innen stellen die Diagnose „chronisch obstruktive Bronchitis" mit beginnender Bronchopneumonie. Er erhält ein Anticholinergikum zur Inhalation und ein Antiobstruktivum i.v. (jeweils morgens und abends), eine i.v. Antibiose (8:00, 14:00 und 22:00). Weiters schreibt die Stationsärztin eine intermittierende O_2-Gabe (2–4 l O_2/min) bei Bedarf vor. Es sollen am nächsten Tag folgende Laborparameter kontrolliert werden: Astrup (BGA), Blutbild, BSG und CRP. Weiters wurde eine Sputumdiagnostik angeordnet.

Aus der Pflegeanamnese geht hervor, dass Hr. C. aufgrund seines schlechten Allgemeinzustandes und der starken Dyspnoe Unterstützung bei der Körperpflege, v.a. beim Waschen des Rückens und der Beine, benötigt. Der Patient ist 179 cm groß und wiegt 60 kg, sein Blutdruck beträgt 100/60 mmHg. Er gibt weiters an, seit einigen Monaten an Appetitlosigkeit zu leiden. Als Resultat dessen hat er in dieser Zeit ca. 8 kg an Gewicht verloren. Auf Nachfrage gibt Hr. C. an, täglich ca. 800 ml Flüssigkeit zu trinken. Zusätzlich zur anhaltenden Dyspnoe äußert der Patient eine zunehmende Ansammlung von Sekret, das er nur schwer abhusten kann. Dies erschwert ihm zusätzlich das Atmen.

Hr. C. ist pensionierter Lokomotivführer. Diesen Beruf hat er sein Leben lang sehr gerne ausgeübt, besonders die letzten Jahre seines Berufslebens, in denen er eine regionale Panoramabahn führen durfte, hat er sehr genossen. Er lebt mit seiner Gattin in einer Eigentumswohnung in einem städtischen Vorort. Mit 20 Jahren hat Hr. C. zu rauchen begonnen. Dieses Laster konnte er trotz mehrmaliger Versuche nie ablegen. Vor ca. drei Jahren hat bei ihm ein leichter Husten begonnen, der sich aber zunehmend verstärkte und immer heftiger wurde. Zwar sind ihm die gesundheitlichen Auswirkungen des Rauchens klar, in seinem Alter möchte er nun aber auch nicht mehr auf seine Zigaretten verzichten, da er dies sowieso für zwecklos hält.

Notizen

Fallbeispiel 29
Patientin mit totalem Hüftgelenksersatz

Fr. H. ist 72 Jahre alt, verheiratet und hat 3 Kinder. Sie wurde stationär wegen einer totalen Hüftendoprothesenoperation rechts aufgenommen. Die Operation soll am Tag nach der Aufnahme stattfinden. Sie wurde bei der Aufnahme von ihrem Ehemann begleitet. Sie leidet bereits seit 4 Jahren an einer Osteoarthritis des rechten Hüftgelenks. Weiters leidet sie seit 15 Jahren an Hypertonie und ist übergewichtig (BMI = 32). Sie nimmt täglich ihre antihypertensiven Medikamente.

Während des Aufnahmegespräches mit der Pflegeperson erwähnt sie, dass sie sich von der Operation eine „sehr große Besserung der Situation" erwartet. Die starken Schmerzen aufgrund der Arthritis machen es ihr schwer, ihren täglichen Aktivitäten nachzugehen und teilweise braucht sie Hilfe bei der Körperpflege. Ihre Lebensqualität beurteilt sie derzeit als niedrig. Auch die Schmerzmedikation hilft nicht mehr ausreichend.

Fr. H.s Operation verzögert sich und sie wird erst spät am Abend in den Aufwachraum verlegt, wo sie die Nacht dann auch verbringt. Fr. H. beurteilt ihre Schmerzen mit 4 (NRS-Skala 0–10) wenn sie sich im Bett bewegt, also nicht besonders stark im Vergleich zu vorher. Sie äußert schon im Aufwachraum klar den Willen, so rasch wie möglich ein Bad nehmen zu wollen, weil sie schon so lange darauf verzichtet hat, da sie dazu nicht selbstständig in der Lage war.

Fr. H. wird am Morgen auf die orthopädische Station verlegt. Sie hat eine periphere Kanüle in ihrem rechten Unterarm, durch die sie 5%ige Glucose infundiert bekommt. Nach dem Frühstück wird die Glucoseinfusion abgesetzt und durch eine Kochsalzlösung zum Offenhalten der Vene für die Antibiotikatherapie ersetzt. Ihre Operationswunde ist mit einem Folienverband versorgt. Sie hat eine Redondrainage im Wundgebiet, die etwas blutig-seröse Flüssigkeit fördert. Eine Eisauflage wird alle zwei Stunden für 20 Minuten auf die Wunde aufgelegt. Im Bett wird das Bein auf einem Abduktionskissen gelagert, um die Hüfte korrekt zu positionieren. Antithrombosestrümpfe werden zur optimalen Blutzirkulation in den Beinen angelegt.

Die Pflegeperson führt ein Pflegeassessment nach der menschlichen Basisbedürfnistheorie nach Horta durch. Horta teilt die Bedürfnisse in drei Hierarchielevel (psychobiologische, psychosoziale und psychospirituelle) mit jeweils drei Subgruppen pro Level ein. Im psychobiologischen Level clustert die Pflegeperson die Daten wie folgt: Level 4 Schmerz, Vorliegen eines peripher venösen Zugangs, verlängerte Operationsdauer, chirurgische Wunde mit Nähten und Redondrain, Notwendigkeit der Positionierung auf einem Abduktionskissen, Kältekompressen auf der Wunde, Schwierigkeiten sich zu bewegen, Unterstützungsbedarf bei der Körperpflege. Auf psychospirituellem Level erwähnt die Pflegeperson die Äußerungen der Patientin, unbedingt so rasch wie möglich baden zu wollen und ihre diesbezüglich „etwas aggressive Haltung“, wie sie es ausdrückt.

Notizen

Fallbeispiel 30
Patientin mit kardialer Erkrankung

Fr. R. ist 61 Jahre alt. Sie wurde gestern auf der internen Station mit der Diagnose St. p. Myokardinfarkt (vor 3 Jahren) und mit beginnender Herzinsuffizienz Grad I aufgenommen. Sie ist seit sechs Jahren in der Menopause, seit dieser Zeit wird auch ihr Bluthochdruck behandelt. Sie ist mit einem BMI von 31 übergewichtig.

Vor zwei Jahren wurde die Diagnose Diabetes Typ 2 gestellt. Damals wurden auch Symptome wie starke Müdigkeit, Verdauungsprobleme, Husten und Herzklopfen festgestellt.

Fr. R. ist seit 32 Jahren verheiratet und hat zwei erwachsene Kinder. Ihr Jüngstes, ein 28-jähriger Sohn, lebt noch zuhause. Ihre 31-jährige Tochter ist verheiratet und hat ein 2-jähriges Mädchen, welches Fr. R. verehrt. Fr. R.s Gatte arbeitet Vollzeit in der nahegelegenen Stadt. Fr. R. ist bereits in Pension, sie hat 35 Jahre lang auf der Gynäkologie als diplomierte Krankenschwester gearbeitet.

Sie hat bis jetzt Folgendes für ihre Gesundheit unternommen: sie nimmt Glucophage (orales Antidiabetikum) und besucht unregelmäßig Yoga-Stunden. Sie erzählt, dass sie eine Kohlehydrat-reduzierte Ernährung versuche, aber sie äußert auch, dass die Umsetzung wirklich schwer sei. Seit ihrer Pension nimmt Fr. R. Kochstunden und versucht, neue Gerichte zu kochen. Sie sagt: „Mein Mann kocht nie. Ich bereite immer das Abendessen vor, außer wir gehen auswärts essen.“ Sie kontrolliert ihren Blutzucker (BZ) dreimal am Tag und hat durchschnittlich BZ-Werte zwischen 120 und 140 mg/dl.

Fr. R. verleiht ihrer Frustration über die neue Diagnose „Herzinsuffizienz“ Ausdruck, indem sie sagt: „Ich habe versucht, alles zu machen, was ich machen soll, und trotzdem hatte ich einen Herzinfarkt und jetzt die beginnende Herzinsuffizienz.“ Sie gibt zu, traurig zu sein, doch will sie nicht, dass ihre Familie das weiß. Fr. R fühlt sich mit dem Gedanken überfordert, dass sie sich „um das Versagen ihres Herzens sorgen muss“. Sie sagt: „Der Arzt denkt, ich weiß das alles, weil ich eine Krankenschwester bin, aber ich habe mich noch nie um jemanden mit Herzversagen gekümmert.“ Sie hat sich selbst immer als gesund gesehen.

In den letzten sechs Jahren seit Beginn der Menopause wurden der Bluthochdruck, die Diabetes, der Myokardinfarkt und nun die Herzinsuffizienz diagnostiziert. Das macht sie traurig und sie hat Tränen in den Augen, als sie erzählt, dass sie sich so auf die Pension gefreut hätte und dass sie jetzt vielleicht ihr Leben nicht mehr genießen könne. Die ausgeprägte Müdigkeit ist eine ihrer größten Sorgen. Sie sagt: „Ich habe eine 2-jährige Enkelin, ich muss fähig sein, mit ihr zu spielen." Sie ist auch über mögliche Einschränkungen nach der Entlassung besorgt und meint: „Ich weiß, ich hätte mehr Sport machen und mehr Gewicht verlieren sollen. Ich hoffe, ich habe die Möglichkeit, es in Zukunft ein bisschen besser zu machen."

Notizen

Fallbeispiel 31
Patientin mit Verdacht auf Bronchialkarzinom

Fr. A., 72 Jahre alt, wird in einem Krankenhaus mit der Diagnose „Lungentumor" und Verdacht auf ein N. Bronchii links aufgenommen. Sie lebt alleine, hat keine Familie, nur zwei sehr gute Freundinnen, und ist pensionierte Diplompflegeperson.

Die aufnehmende Pflegeperson führt ein Assessment durch, bei dem sie nach den funktionalen Gesundheitsfaktoren nach Gordon vorgeht. Während des Gesprächs und der Untersuchung von Fr. A. identifiziert die Pflegeperson mögliche Probleme in sechs verschiedenen Bereichen:

Ernährung und Metabolismus: Die Patientin hat im letzten Jahr 8 kg Körpergewicht verloren und einen BMI von 17,5.

Ausscheidung: Die Patientin leidet seit einer Unterleibsoperation an einer Harninkontinenz (Harnverlust immer, wenn sie hustet oder etwas Schweres hebt). Die Stuhlausscheidung war immer ohne Probleme. Beim Husten zeigt sich vermehrter Auswurf, der gelb-bräunlich gefärbt und manchmal blutig ist.

Schlaf-Wach-Rhythmus: Die Patientin erwähnt, dass sie mehrmals in der Nacht erwacht und am nächsten Morgen müde ist.

Aktivität – Bewegung: Die Patientin unternimmt Spaziergänge, muss diese aber zwischendurch wegen starker Müdigkeit unterbrechen. Sie fühlt sich den ganzen Tag müde. Sie hat Angst, in der Dusche zu stürzen, und zeigt einen unsicheren Gang.

Perzeption – Kognition: Derzeit hat sie akut starke Schmerzen im Thorax und in der linken Schulter.

Coping – Stresstoleranz: Sie fühlt sich unwohl wegen der Unsicherheit bezüglich der Lungenproblematik und der Schmerzen. Sie war schon bei mehreren Ärzt*innen, ohne eine gesicherte Diagnose zu erhalten. Ihre Freundinnen sind besorgt, weil Fr. A. sich kaum noch mit ihnen trifft und sich sehr abkapselt. Die Patientin war früher starke Raucherin (besonders während der Nachtdienste hat sie bis zu 30 Zigaretten geraucht). Derzeit raucht sie immer wieder Marihuana, um Anspannung und Schmerzen zu lindern. Sie hat ein schlechtes Gewissen, weil sie etwas „Illegales" tut.

Das „Gras", wie sie es bezeichnet, bezieht sie über das Internet.

Die Pflegeperson nimmt an, dass es sehr wahrscheinlich ist, dass Fr. A. denkt, dass sie Lungenkrebs hat. Die Patientin hat über 30 Jahre in einer Radiologie gearbeitet und ist mit ähnlichen Situationen von Patient*innen vertraut. Die Pflegeperson glaubt weiters, dass Fr. A. ihre Sorge als Zeichen von Coping-Problemen nicht erwähnt. Fr. A. wirkt sehr verunsichert und fahrig.

Die Patientin berichtet, dass ihr letzter Stuhlgang zwei Tage vor der Spitalsaufnahme war. Bei der Aufnahme gibt sie aufgrund der Schmerzen einen Schmerzlevel von 6 auf der NRS (Scale: 0–10) an. Ihr Gesichtsausdruck ist angespannt und verzwickt. Als die Lungenprobleme begannen, wachte sie wieder mehrmals in der Nacht auf und konnte aufgrund der Gedanken an die Lungenproblematik und der Schmerzen nicht mehr gut einschlafen. Sie erzählt, dass sie, seit sie mit dem „Gras" begonnen hat, wieder besser schlafen kann.

Die Pflegeperson fragt Fr. A., was sie als ihr wichtigstes Problem ansieht. Diese antwortet: „Die Schmerzen, das Warten auf die Untersuchung, diese Zweifel... Ich bin sehr besorgt, ich hoffe, das ist bald zu Ende!"

Notizen

Fallbeispiel 32
Patient mit Krebs im Endstadium in Palliativpflege

Hr. M. ist ein 83 Jahre alter Patient, der auf der Palliativstation aufgenommen wurde. Er konnte am Ende seiner Krebserkrankung nicht mehr alleine zu Hause leben. Er ist seit fünf Jahren Witwer, hat zwei Töchter und einen Sohn. Als er daheim lebte, wurde er täglich von seiner älteren Tochter besucht, sie beaufsichtigte seine Ernährung, die Hygiene und auch seine Haushaltsführung. Hr. M.s Sohn besuchte ihn ab und zu, aber sein Verhältnis zum Sohn und zur jüngeren Tochter ist nicht sehr eng. Bis zu seiner Einweisung ins Krankenhaus lebte er alleine in einer kleinen Stadt in Niederösterreich. Er war selbstständig in seinen täglichen Aktivitäten und unternahm täglich lange Spaziergänge. Seine Nachbar*innen halfen ihm, wenn er etwas benötigte.

Vor ca. einem Jahr wurde seine Stimme immer schwächer und er dachte, dies hinge mit einem Husten zusammen. Als sich der Husten nicht besserte, ging er zum Hausarzt und danach zu einer Hals-Nasen-Ohren-Spezialistin. Weder der Hausarzt noch die Fachärztin konnten Veränderungen an den Stimmbändern diagnostizieren, die seinen Stimmverlust erklären würden. Einen weiteren Monat später entdeckte Hr. M. einen Tumor in der Region des Schlüsselbeines und sein Stimmverlust war ebenfalls noch vorhanden. Er wollte nicht mehr mit seinen Nachbar*innen sprechen, weil er ein Nachfragen zu seiner Situation vermeiden wollte. Er litt weiters unter Nackenschmerzen und Müdigkeit. Abermals besuchte er die Fachärztin, welche einen CAT-Scan veranlasste. Danach wurde er zur operativen Entnahme einer Biopsie des supraclaviculären Tumors ins Krankenhaus geschickt. Hr. M. war sehr beunruhigt darüber, weil er noch nie zuvor in einem Krankenhaus gewesen war. Er mochte den Krankenhausalltag, die Krankenhauskleidung und das „Nichtstun" den ganzen Tag nicht. Er sagte: „Ich möchte lieber sterben, als so zu leben, außer die Ärzte finden etwas, damit ich mich besser fühle." Nach der Biopsie wurde Hr. M.s älteste Tochter über das Ergebnis informiert. Die Diagnose lautete: Schilddrüsenadenokarcinom Stadium IV mit Lebermetastasen. Eine Therapie war aufgrund der Größe und Inoperabilität des malignen Tumors nicht mehr möglich, es blieb nur die Palliativversorgung des Vaters. Die älteste Tochter als Sachwalterin sagte, dass die Familie beschlossen hätte, Hr. M. nicht über die Diagnose zu informieren. Man wollte nicht, dass er sich fürchtete, er sollte die Zeit genießen, die er noch hatte. Hr. M. kehrte nach Hause zurück, war sehr müde und bekam Durchfall. Seine Tochter beteiligte sich an seiner Pflege.

Zwei Wochen nach der Biopsie entwickelt Hr. M. um 3:00 morgens heftige Atemnot. Es ist ihm unmöglich, aus dem Bett aufzustehen, weshalb er auf die Palliativstation des Krankenhauses gebracht wird. Als er dort eintrifft ist er ansprechbar, orientiert und kooperativ. Hr. M.s Vitalparameter zeigen sich wie folgt: RR: 120/60 mmHg, HF: 80/min, Temperatur: 36,7° C, Sauerstoffsättigung: 89 % bei Raumluft. Er ist nicht in der Lage, zu stehen oder zu gehen. Die Wunde von der Biopsie schmerzt ihn und der Schmerz strahlt in den Kopf aus. Er sagt, er hätte Schmerzen in seinen Beinen und sei sehr müde. Er hat keinen Appetit und das Schlucken seiner Tabletten bereitet ihm Schmerzen. Weiters verschluckt er sich immer wieder an Flüssigkeiten wie z. B. beim Essen von Suppe. Er trägt keine Zahnprothese im Oberkiefer, weshalb er nur Flüssigkost zu sich nehmen kann (Suppen, Joghurt, Milch).

Durch den Stimmverlust will er nicht sprechen und mag es auch nicht, angesprochen zu werden.

Seine Haut ist intakt, aber bei Verwendung der Braden-Skala wird ein moderates Dekubitusrisiko mit 14 Punkten erkannt. Hr. M. hat einen intravenösen Katheter am rechten Handrücken und zeigt ein beginnendes Ödem an beiden Händen.

Laut Bartel-Index ist er in allen ATLs „abhängig".

Notizen

Fallbeispiel 33
Patient mit Kardiomyopathie und Herzinsuffizienz

Hr. W., ein 55-jähriger alleinstehender Mann, wurde mit der Diagnose Kardiomyopathie mit Herzinsuffizienz auf der Überwachungsstation aufgenommen. Er leidet seit mehreren Jahren an Hypertonie, ist seit drei Jahren arbeitslos und zeigt jetzt eine Herzschwäche.

Während eines Zeitraums von ca. drei Tagen vor seiner Spitalsaufnahme fühlte sich Hr. W. „schlechter und schlechter". Die Atmung wurde mühsamer, er entwickelte einen trockenen Husten und seine Beine schwollen mehr und mehr an. Er rief nicht sofort seinen Arzt an, weil er dachte, dass die Symptome verschwinden würden, wenn er *„es langsamer angehen würde"*. Stattdessen musste er heute um 3:00 morgens von der Rettung mit schweren Atembeschwerden ins Krankenhaus eingeliefert werden. Als Ersttherapie bekam er Lasix als IV-Gabe, Morphium i. v., Sauerstoff über eine Maske und Dobutrex (Katecholamin) i. v. Um 7:00 morgens wurde er auf die Überwachungsstation transferiert.

Während der Morgenvisite stellen Sie fest, dass Hr. W. unter Orthopnoe leidet; seine Atemfrequenz beträgt 35/min und er atmet unter Verwendung der Atemhilfsmuskulatur. Auf Ihre Fragen kann er aufgrund der Atemnot nur in kurzen, abgehackten Phrasen antworten. Sowohl während der Inspirations- als auch während der Exspirationsphase hört man in beiden Lungen Rasselgeräusche. Das Röntgen zeigt eine Stauung in der Lunge und ein vergrößertes Herz. Hr. W. erhält nun, laut ärztlicher Anordnung, kontinuierlich über eine Nasenbrille Sauerstoff (2 l/min).

Hr. W. ist zu dieser Zeit lethargisch, müde und nicht imstande, einfache Tätigkeiten durchzuführen. Er hat keinen Appetit und kann nur schluckweise und unter Schwierigkeiten trinken. Außerdem wirkt er ängstlich auf Sie. Sein Blick ist „verzwickt" und er möchte Ihre Hand nicht loslassen.

Am Überwachungsmonitor zeigt sich eine rhythmische Tachykardie, Puls 118/min, mit gelegentlichen ventrikulären Extrasystolen. Sein Blutdruck liegt bei 90/58 mmHg und seine Haut ist kalt und feucht. An seinen Beinen erkennen Sie Ödeme von den Füßen bis zu den Oberschenkeln. Bei einer Größe von 183 cm groß wiegt er 105 kg. Damit ist er ca. 5 kg schwerer als in der Woche zuvor.

Notizen

Fallbeispiel 34
Patientin mit kardialer Begleiterkrankung

Fr. Y. ist eine sehr gepflegte, 79 Jahre alte verheiratete Frau, die auf einer kardiologischen Station zur internistischen Abklärung für eine geplante orthopädische Operation aufgenommen wurde. Dabei wurde eine 90%ige Stenose ihrer rechten Koronararterie festgestellt, welche akut mit zwei koronaren Stents versorgt wurde. Anschließend transferierte man Fr. Y. auf die Herzüberwachungsstation. Postoperativ zeigte sie eine leichte kardiale Dekompensation in Form einer Reperfusionsrhythmusstörung, welche über den dreitägigen Aufenthalt pharmakologisch mit Beta-Blockern behandelt wurde. In ihrem Entlassungsbericht wurde die durchgeführte Angioplastie mit Stents angeführt sowie die bereits seit 21 Jahren bestehende Arthritis der rechten Hüfte, die die Indikation für die geplante Operation zum totalen Hüftgelenksersatz darstellt.

Fr. Y. wurde in einer Kurzzeitpflegeeinrichtung zur weiteren Überwachung des Schmerzmanagements sowie zur weiteren Beratung bezüglich des Symptommanagements bis zur Hüftoperation transferiert. Sie ist zeitlich, örtlich und zu ihrer Person voll orientiert. Ihr Score im Mini Mental Status beträgt 30 (im Bereich des Normalen). Ihre Atemfrequenz beträgt 22/min und sie zeigt eine leichte Belastungsdyspnoe aufgrund einer geringen kardialen Stauung. Fr. Y. beschreibt, dass sie sich die letzten 2 Tage im Pflegeheim immer besser fühlt. Die Medikation beinhaltet Furosemid = Lasix (20 mg einmal täglich), Atenolol = Tenormin (50 mg zweimal täglich) und Aspirin (100 mg einmal täglich). Das kardiologische Assessment zeigt sich wenig auffällig, es liegen geringe Stauungs-Ödeme an den Beinen vor, die Herztöne sind unauffällig. Der Blutdruck beträgt 126/76 mmHg, die Herzfrequenz 72/min und die Rekapillarisierungszeit liegt bei unter 3 Sekunden.

Darmgeräusche sind normal, aber Fr. Y. erwähnt, dass sie in letzter Zeit öfter Probleme mit dem Stuhlgang im Sinne einer Obstipation hat. Sie sagt, dass sie bis vor kurzem keine Probleme damit hatte.

Fr. Y. hat einen BMI von 34. Beim Bewegungsapparat zeigen sich Probleme in der gesamten Mobilität und Schmerzen bei Bewegung von Stufe 5 bis zu 9 (NR-Skala 0–10). Die Schmerzen schränken ihre Bewegungsmöglichkeiten und Aktivität stark ein und werden mit den Qualitäten „unangenehm, ausstrahlend heiß, durch den ganzen Körper brennend und in das rechte Bein einschießend" beschrieben. Bei einer Schmerzintensität von 9 weint Fr. Y. Jede Form von Bewegung löst dann diesen Schmerz aus. Sie gibt an, diesen Schmerz auszuhalten („Ich ertrage diesen Schmerz nun schon über ein Jahr"). Stiegen steigen „ist und war unmöglich" und dies schränkt auch ihren Wunsch, ihre Wohnung zu verlassen, ein. Schmerzlindernd sind „sich nicht bewegen" und die Einnahme der Schmerzmedikation wie von der Ärztin aktuell verordnet (Hydrocodone = Opioid), wenn sie es nicht anders aushält. Symptome des Schmerzes zeigen sich bei Fr. Y. durch die Angst, die Anpassung des Lebens an den Schmerz, durch Schwierigkeiten sich zu erholen und zu schlafen. Sie verwendet derzeit für die Urinausscheidung (keine Probleme dabei) die Bettpfanne. Es ist für sie schwer, die Position auf der Bettpfanne einzunehmen, und in ihrem Gesicht zeigen sich die Anstrengung und eine schmerzverzerrte Mimik.

Die Verschiebung der Hüftoperation aufgrund ihrer kardialen Situation führt bei Fr. Y. zu einer Verunsicherung und sie ärgert sich laut eigenen Aussagen darüber. Sie hatte sich bereits mental auf die Operation eingestellt und ist jetzt unsicher, ob und wann die Hüftoperation durchgeführt werden kann. Sie merkt auch an, dass sie 3 erwachsene Kinder hat, die ihr bei allem helfen werden, was sie braucht. „Komme, was wolle."

Notizen

Fallbeispiel 35
Patient nach bauchchirurgischer Operation

Hr. M. ist 48 Jahre alt, verheiratet und hat 3 Kinder. Er ist Manager einer international tätigen Firma und sehr häufig in anderen Ländern auf Geschäftsreise. Er wurde als Privatpatient stationär wegen einer Gallensteinoperation aufgenommen. Die Operation ist für den Tag nach der Aufnahme geplant. Er ist leicht übergewichtig (BMI = 29,5). Außer seinen Gallensteinen hat er keine gesundheitlichen Probleme.

Während des Aufnahmegespräches mit der Pflegeperson zeigt er sich „ruppig" in seiner Kommunikation und erwähnt, dass er sich nicht gerne von „so einem jungen Pupperl" betreuen lässt. Er fragt die junge weibliche Pflegeperson, ob sie denn überhaupt wisse, was sie tue. Hr. M. erwähnt, dass er immer wieder starke, krampfartige Bauchschmerzen hätte, besonders, wenn er sehr fettes und reichhaltiges Essen zu sich genommen hat. Er erwähnt auch, dass bei seinen Geschäftsessen auf Reisen immer „reichlich Alkohol" fließe, das gehöre zum „guten Ton". Der Pflegeperson fällt auf, dass Hr. M. ein ziemlich aufgetriebenes Abdomen hat, auf dem sich Blutgefäße deutlich abzeichnen. Als Eingriff ist die endoskopische Entfernung der Gallenblase geplant. Hr. M. erwähnt auch, dass er spätestens am zweiten Tag nach der OP wieder heimgeht, „weil Zeit zum im Bett liegen" hätte er nicht.

Die Operation dauert länger als üblich, weil die Chirurgin den endoskopischen Eingriff auf eine offene Laparatomie ändern muss. Es kommt aufgrund der fortgeschrittenen Leberzirrhose intraoperativ zu einer starken Blutung, weil ein Gefäß verletzt wird. Hr. M. wird über Nacht im Aufwachraum betreut, um eine bessere Überwachung gewährleisten zu können. Er hat aufgrund des Blutverlustes 8 Erykonzentrate erhalten. Hr. M. beurteilt seine Schmerzen mit 7 (NR-Skala 0–10) wenn er sich im Bett bewegt und ist aufgebracht, weil ihm die Chirurgin versichert hatte, dass der Eingriff nur „eine Kleinigkeit und schmerzarm" wäre.

Als Hr. M. auf die chirurgische Abteilung verlegt wird, hat er zwei periphere Kanülen im rechten Unterarm. Er erhält weiterhin Infusionstherapien (Elektrolytlösung mit Glucose, Schmerzmittel und Antibiotika). Die ca. 15 cm lange Operationswunde unter dem re. Rippenbogen ist mit einem dicken Fließverband versorgt. Er hat eine Redondrainage unter Sog und eine Silikondrainage auf Abfluss im Wundgebiet. Beide Drainagen fördern blutig-seröse Flüssigkeit.

Hr. M. ist wütend, als er erkennt, dass er für mehrere Tage in der Klinik bleiben wird müssen. Gegen Abend wird er zunehmend verwirrt und agitiert und verlangt ständig nach seiner Gattin.

Notizen

Fallbeispiel 36
Patientin mit neurologischem Problem

Fr. H. ist eine 75-jährige Frau, die morgens um 03:30 wach wurde, um die Toilette aufzusuchen. Beim Aufstehen aus dem Bett stürzte sie, weil sie ihren linken Arm und ihr linkes Bein nicht spüren konnte. Es war ihr nicht möglich, allein wieder aufzustehen. Ihr Ehemann wurde durch den Sturz wach, half ihr wieder zurück ins Bett und verständigte die Rettung. 30 Minuten später war Fr. H. im Krankenhaus und ihre linksseitige Lähmung hatte nachgelassen. Sie war noch etwas verwirrt und hatte einen herabhängenden Mundwinkel links.

In der Notfallambulanz gab Fr. H. an, dass sie sich wohl fühle und unbedingt wieder nach Hause wolle. Der Arzt bestand jedoch auf eine neurologische Basisuntersuchung und eine Computertomographie des Gehirns mit Kontrastmittel. Kurz nach der Untersuchung wurde Fr. H. zusehends verwirrt und die Lähmung der linken Körperhälfte (mit beiden Extremitäten) nahm wieder zu. Der Neurologe ordnete sofort eine Magnetresonanz mit Kontrastmittelgabe an. Diese zeigte einen Infarkt im Bereich des rechten posterioren Thalamus und der Inselregion auf. Eine Lysetherapie konnte aufgrund des überschrittenen Zeitfensters nicht mehr durchgeführt werden.

Fr. H. wurde auf die Stroke Unit verlegt, auf der kontinuierlich eine Telemetrie (Monitorüberwachung) durchgeführt und zweimal täglich (vormittags und nachmittags) der neurologische Status überprüft wird. Die Hemiparese und der hängende Mundwinkel links sind im Moment unverändert vorhanden. Fr. H. gibt bei jeder Nachfrage an, *„sich gut zu fühlen"*, und negiert ihre physischen und neurologischen Defizite.

Sie fordert weiterhin, nach Hause gehen zu dürfen, und versucht immer wieder aufzustehen. Fr. H. plappert öfter unverständlich vor sich hin und wiederholt oftmals Aussagen von Angehörigen und Pflegepersonal. Des Weiteren zeigt sie erhebliche Stimmungsschwankungen, die durch Lachen und Weinen geprägt sind. Sehr ausgeprägt ist ihre Konzentration auf die rechte Körperhälfte. Sie blickt konstant zur rechten Seite und beachtet Personen nicht, die sich ihr von der linken Seite nähern. Sie wendet den Kopf gezielt von der linken Körperseite und Raumhälfte ab und nennt ihren linken Arm verächtlich *„das Ding"*. Beim Lesen beachtet Fr. H. nur Wörter auf der rechten Seite eines Schriftstückes oder eines Namensschilds.

Notizen

Fallbeispiel 37
Patientin mit Hüftfraktur

Fr. S. ist eine 55-jährige Frau, die nach einem Autounfall im Krankenhaus aufgenommen werden musste, weil sie im Beckenbereich im Auto eingeklemmt war. Im Röntgen zeigte sich eine Oberschenkelhalsfraktur im Bereich der intrakapsulären Region der linken Hüfte. Die Patientin wurde aufgrund der Art der Fraktur noch am selben Tag für eine OP vorbereitet. Sie klagte über starke Schmerzen, hatte große Angst und machte sich Sorgen um ihre Haustiere, die daheim nicht versorgt waren.

Ihre Vitalzeichen waren bei der Aufnahme: RR 130/80 mmHg, Temperatur 37 °C, Puls 126/min (rhythmisch), Atmung 32/min, ruhig und mühelos mit normalen Atemgeräuschen beidseitig. Fr. S. war orientiert und konnte auf alle Fragen gut artikuliert antworten. Der Fußpuls links stellte sich mit einem Wert von 1+ dar und war schwach und fadenförmig, die Rekapillarisierungszeit betrug 5 Sekunden am linken Bein und lag damit über der Norm. Das linke Bein erschien kürzer als das rechte und nach außen rotiert. Es wurde vorerst in einer Schaumstoffschiene positioniert. Allergien waren nicht bekannt. Fr. S. teilte mit, dass sie außer einer Multivitamintablette pro Tag keine Medikamente einnimmt.

Fr. S. weint während der Untersuchung und nestelt ständig mit ihren Fingern an ihrer Kleidung herum. Sie äußert, dass sie selber noch nie im Krankenhaus gewesen ist.

Da eine zunehmende Unruhe, Jammern, ein Verziehen des Gesichts und Weinen bei der Patientin beobachtet werden können, beschließt die Pflegekraft, die Auswirkungen von Fr. S.' momentaner Situation zu beurteilen. Sie fragt: „Fr. S., wie geht es Ihnen damit, im Krankenhaus aufgenommen und noch heute operiert zu werden?“ Fr. S. antwortet, dass sie die Schmerzen, die sie in der linken Hüfte und in der Leistengegend verspürt, als unerträglich empfindet – vor allem, wenn sie sich zu bewegen versucht. Diese Schmerzen verunsichern sie sehr. Ihr Gesicht ist gerötet und sie schwitzt stark.

Die Pflegekraft bittet Fr. S. daraufhin, die Stärke der Schmerzen verbal mithilfe der NR-Skala von 0 (keine Schmerzen) bis zu 10 (schlimmste vorstellbare Schmerzen) auszudrücken. Fr. S. ist nicht imstande, ihre Schmerzen einer Zahl zuzuordnen. Die Pflegekraft wendet nun die Schmerz-Gesichter-

Skala (Smiley-Skala) an, um die Intensität der Schmerzen einschätzen zu können. Mit dieser Skala kann die Patientin ein Gesicht auswählen. Das ausgewählte Gesicht entspricht dem Wert 10 von 10 auf der NR-Skala. Nach Rücksprache mit dem Arzt soll die Schmerztherapie sofort intravenös erfolgen. Es muss eine periphere Verweilkanüle gelegt werden, um die Schmerzinfusionen verabreichen zu können. Fr. S. soll außerdem einen Harnkatheter erhalten, weil sie aufgrund der Schmerzen eine Bettpfanne nicht benutzen kann. Fr. S. möchte diesen aber nicht.

Fr. S. ist vom Unfall noch ziemlich verschmutzt, verschwitzt und fühlt sich deswegen „schmutzig und unwohl" wie sie sagt. Sie will gar nicht daran denken, was die Ärzt*innen von ihr denken müssen, wenn sie „stinkt" (Körpergeruch, Mundgeruch), Sauberkeit ist ihr wichtig.

Notizen

Fallbeispiel 38
Patient nach laparaskopischem Eingriff

Hr. T., ein 67-jähriger Mann, wird mit der Diagnose Prostatakarzinom im Krankenhaus aufgenommen. Er wurde vom niedergelassenen Facharzt (Urologe) zur laparaskopischen Prostatektomie auf die Urologische Abteilung verwiesen.

Hr. T. ist glücklich verheiratet und genießt die ersten Jahre nach seiner Pensionierung als Bankangestellter mit seiner Frau. Gemeinsam mit ihr hat er bereits viele Pläne für die kommenden Jahre im Ruhestand geschmiedet. Seine beiden erwachsenen Kinder pflegen einen sehr engen Kontakt zu Hrn. T. und seiner Frau und mindestens einmal wöchentlich gibt es ein Treffen mit den drei Enkelkindern.

Hr. T. ist zeitlich, örtlich und zur eigenen Person gut orientiert. Die Vitalparameter bei Aufnahme lauten: 36,2 °C Körpertemperatur, RR 130/82 mmHg, Puls 86 (regelmäßig), 16 Atemzüge/min. Er hat 53 kg bei einer Körpergröße von 178 cm und weist ein hohes Dekubitusrisiko (14 Punkte nach der modifizierten Norton-Skala) auf. Bei der Erhebung des Mini Nutritional Assessments entdecken Sie eine Mangelernährung (7 Punkte).

Intraoperativ stellen die Chirurg*innen fest, dass das Karzinom ausgehend von der Prostata auch die Harnröhre und das Sigmoid befallen hat. Es wird vom endoskopischen Eingriff auf einen offenen Eingriff (Laparatomie) gewechselt und eine OP nach Hartmann durchgeführt, dabei ein Colostoma am linken Unterbauch und eine Harnröhrenteilresektion durchgeführt. Nach diesem großen operativen Eingriff bleibt der Patient zwei Tage auf der Intensivstation und kommt dann mit folgenden Vitalparametern (RR: 125/75 mmHg, Puls 78, Temp. 36,8 °C, Atemfrequenz 16/min, SpO_2 96 % bei Raumluft) auf die Station zurück. Hr. T. hat außerdem noch einen zweilumigen ZVK in der V. Jugularis dext. (verbunden mit Fließverband), eine suprapubische Harnableitung mittels eines geblockten (5 ml Aqua Bidest) Silikonkatheter Ch10, und zwei Redondrainagen im Wundgebiet (beide unter Sog), die blutig-seröses Sekret fördern (ca. 120 ml in Redon 1 und ca. 100 ml in Redon 2). Er hat eine 10 cm lange Operationswunde am Unterbauch mittig, die mit einem Fließverband versorgt ist. Er gibt Schmerzen auf der VAS von ca. 3 unter laufender Schmerztherapie an.

Hr. T. ist froh, dass der Eingriff vorbei ist und er nun wieder auf die Normalbettenstation verlegt werden kann. Er fühlt sich noch sehr matt und geschwächt. Dennoch möchte er sehr gerne endlich aufstehen. Die vielen Schläuche, wie Hr. T. sagt, schränken ihn aber in seiner Selbstständigkeit und Mobilität ein und er hat Angst, dass er „sie sich herauszieht". Er macht sich außerdem große Sorgen, wie seine Gattin damit zurechtkommt, dass er jetzt Stomaträger ist und evtl. den suprapubischen Katheter auf Dauer behalten wird. Damit hat er vor der Operation nicht gerechnet und ihn selbst verunsichert dies auch. Er denkt, es wird besser, wenn er seinen „neuen Körper" endlich im Spiegel ansehen kann.

Notizen

Fallbeispiel 39
Patient St. p. Apoplex mit Verdacht auf Tumor

Hr. G. ist 64, verheiratet und hat zwei erwachsene Kinder und ein Enkelkind. Er erlitt vor drei Jahren einen Apoplex (linksseitig) und ist seitdem leicht gehbehindert (zieht das linke Bein nach und benötigt einen Gehstock). Die anfänglichen Lähmungen im linken Arm haben sich fast vollständig zurückgebildet, er hat lediglich eine leichte Schwäche beim Greifen zurückbehalten.

Bei einer Untersuchung zur Krebsvorsorge beim Hausarzt wird unter anderem ein Test auf Blut im Stuhl (Haemoccult) durchgeführt. Dieser ist positiv und wird zweimal, mit gleichem Ergebnis, wiederholt. Hr. G. kommt daher zur stationären Aufnahme, zur Abklärung des Tumorverdachtes aufgrund des positiven Haemocculttests. Es sollen erstmals ein Ultraschall und eine Colonoskopie durchgeführt werden. Sein Arzt meint: „Dann werden wir weitersehen!"

Sie führen eine Pflegeanamnese mit Hr. G. im Rahmen des Aufnahmegespräches durch. Er trägt eine Brille (7 Dioptrien), ohne die er nicht „ordentlich sehen kann", wie er sagt. Diese möchte er unbedingt bei der Untersuchung aufbehalten, sonst fühlt er sich „blind wie ein Maulwurf". Außerdem erheben Sie seine Vitalparameter und finden einen RR von 170/90 mmHg, Puls 110/min, Atemfrequenz 16/min und 36,5 °C Körpertemperatur vor. Hr. G. wirkt sehr aufgeregt und erzählt Ihnen, dass er große Angst vor der Untersuchung (Colonoskopie) hat. Seine Bekannten haben ihm erzählt, dass diese sehr schmerzhaft sein soll und man außerdem mehrere Liter einer schrecklich schmeckenden Flüssigkeit trinken muss.

Er fürchtet sich außerdem vor der Diagnose „Darmkrebs". Wenn er jetzt zu seiner bereits bestehenden Behinderung und Einschränkung auch noch mit einem künstlichen Darmausgang leben müsste, wäre das eine extreme Belastung für ihn und seine Frau, die ihn bei der Versorgung sicher unterstützen müsste. Er hat außerdem Angst davor, wie seine Frau einen solchen Eingriff und die „Verunstaltung" seines Körpers durch das Stoma verkraften würde und denkt, dass „sie das vielleicht nicht schafft!" Reden konnte er über solche Sachen noch nie mit ihr und er kann sich nicht vorstellen, wie er „es" ihr sagen soll, falls seine Angst Realität wird.

Hr. G. hat seine Frau über seine Angst und den Verdacht, den er hat (Karzinom), nicht informiert, nur mit seinem 28-jährigen Sohn hat er zwei Tage vor seinem Krankenhausaufenthalt gesprochen. Die Gattin denkt, er geht zu einer Routineuntersuchung in die Klinik.

Zur Untersuchungsvorbereitung müssen Sie bei Hrn. G. Blut abnehmen und legen dabei gleich einen peripheren Venenverweilkatheter.

Notizen

Fallbeispiel 40
Patient mit Diabetes mellitus Typ 2 und Folgeerkrankung

Hr. R. ist ein 68-jähriger Mann. Er wurde vor einer Woche auf der internen Station mit der Diagnose Myokardinfarkt aufgenommen. Nach einer Nacht auf der Überwachungsstation konnte der Patient auf die Normalstation verlegt werden. Glücklicherweise war der Infarkt nur klein, Hr. R. erhielt einen Stent und wird weiter medikamentös therapiert. Der Patient hat seit mehreren Jahren Bluthochdruck, der zwar medikamentös behandelt wird, aber der Patient gibt selbst zu, dass er die Medikamente nicht regelmäßig einnimmt und die Blutdruckmessungen auch nicht konsequent durchführt. Er ist übergewichtig, mit einem BMI von 34. Vor zwei Jahren wurde die Diagnose Diabetes mellitus Typ 2 gestellt. Weiters leidet der Patient seit damals auch unter Symptomen wie Müdigkeit, Verdauungsproblemen, Herzklopfen und Kurzatmigkeit bei Anstrengung. Hr. R. soll noch einige Tage auf der Internen bleiben, um seine Hypertonie und seinen Diabetes medikamentös einzustellen.

Hr. R. ist seit 30 Jahren verheiratet und hat zwei erwachsene Kinder. Sein 25-jähriger Sohn lebt noch zu Hause. Die 31-jährige Tochter ist verheiratet und hat einen 8-jährigen Sohn, welcher Hr. R. verehrt. Seine Gattin ist wie er bereits in Pension, verwöhnt ihren Mann gerne mit gutem Essen und nimmt ihm alles an Arbeit ab. Auch die Arbeit im Garten, die Hr. R. immer sehr genossen hat. Seit sie ihn so „verhätschelt", hat er massiv zugenommen, weil er sich wenig bewegt. Sie ist der Meinung, wenn er schon chronisch krank sei, dann soll er wenigstens sein Leben genießen, dazu gehören gutes Essen und viel Ruhe!

Hr. R. erzählt, dass er seit seiner Stoffwechselrehabilitation vor zwei Jahren eine kohlehydratreduzierte Ernährung versucht, aber die Umsetzung wirklich schwer ist, weil seine Frau fast nur „deftige Hausmannskost" kocht und viel bäckt.

Er kontrolliert seinen Blutzucker (BZ) höchstens einmal am Tag, seine durchschnittlichen BZ-Werte liegen zwischen 140 und 180 mg/dl.

Hr. R. ist über die Diagnose „Herzinfarkt" entsetzt und hat Angst. Er äußert, dass er Angst hat, zu sterben, dafür sei er noch zu jung. Er will noch viele Jahre mit seinem Enkel verbringen, den er über alles liebt. Hr. R. äußert, dass er an seinem Leben „etwas ändern" muss, so kann es nicht weitergehen, er hat aber keine Idee, wie das funktionieren soll. Auf Nachfragen der Pflegeperson beim Aufnahmegespräch gibt er an, dass er eigentlich keine Ahnung hat, was ein Herzinfarkt ist und warum es dazu gekommen ist. Auch über den Diabetes weiß er nur marginal Bescheid. Das Insulinspritzen ist ihm ein „Gräuel" und deshalb macht er es auch nur ab und zu, wie er kleinlaut erzählt. Es fällt ihm schwer, sich zu stechen. Der betreuende Hausarzt hätte deshalb auch schon öfter mit ihm geschimpft, weshalb er seiner Frau gegenüber nicht erwähnt, dass er das Spritzen nur unregelmäßig macht.

Bei der Aufnahme fällt auf, dass die Füße und Unterschenkel marmoriert und bräunlich livide verfärbt, kalt und etwas ödematös sind. Sie schmerzen ihn beim Gehen und in der Nacht. Es zeigt sich ein Ulcus cruris (3x2 cm, aufgedunsener Wundrand, Wunde gelblich-schmierig belegt, mäßige Sekretion). Hr. R. hat auf diese Stelle immer ein Pflaster geklebt und gehofft, dass die Wunde wieder verheilt. Dem Arzt hat Hr. R. die Wunde noch nicht gezeigt. Auf Rückfrage, wie lange er diese Wunde schon hätte, gibt er an: „Bereits mehrere Wochen, genau weiß ich es nicht". Er sagt noch, dass die Wunde in der letzten Zeit größer geworden ist und auch „hässlich" aussieht. Schmerzen hat er diesbezüglich kaum.

Er macht sich über mögliche Einschränkungen nach der Entlassung Sorgen und sagt: „Ich weiß, ich hätte mehr Sport machen und mehr Gewicht verlieren sollen. Auch um meinen Diabetes habe ich mich nicht wirklich gut gekümmert. Ich hoffe, ich habe noch die Möglichkeit, es in Zukunft ein bisschen besser zu machen."

Notizen

Fallbeispiel 41
Patientin mit Verdacht auf Darmtumor

Fr. M., 65 Jahre alt, wird in einem Krankenhaus mit der Diagnose „Verdacht auf Tumor im Colon" aufgenommen. Es stehen einige Untersuchungen an (Coloskopie, CT-Abdomen, Szintigraphie, Gastroskopie), vor denen sich die Patientin teilweise fürchtet.

Sie lebt alleine, hat aber eine große Familie (Geschwister, Nichten und Neffen), hat einen Hund und ist pensionierte Zahnärztin. Weiters leidet Fr. M. an Nahrungsmittelunverträglichkeiten (Gluten, Laktose). Hält sie sich nicht streng an ihre Diät, so bekommt sie Probleme mit der Verdauung und mit der Haut (in Form von nässenden und juckenden Ekzemen). Derzeit hat sie großflächige Ekzeme und nimmt gegen den Juckreiz Antihistaminika ein. Die Ekzeme behandelt sie mit Cortisonhautcreme und Meersalzbädern. Die aufnehmende Pflegeperson führt ein Assessment durch, bei dem sie nach den funktionalen Gesundheitsfaktoren nach Gordon vorgeht. Während des Gesprächs und der Untersuchung von Fr. M. identifiziert die Pflegeperson mögliche Probleme in sechs verschiedenen Bereichen:

1. Ernährung und Metabolismus: Im letzten Jahr hat sie 12 kg verloren, ihr BMI = 16,5.
2. Ausscheidung: Sie leidet seit mehr als zwei Monaten an Obstipation im Wechsel mit Diarrhoe, manchmal mit Blutbeimengungen.
3. Schlaf-Wach-Rhythmus: Sie erwähnt, dass sie in der Nacht mehrmals aufgrund von „Bauchschmerzen" und Juckreiz erwacht und am nächsten Morgen müde ist.
4. Aktivität – Bewegung: Sie fühlt sich den ganzen Tag müde und wackelig, hat Angst zu stürzen und zeigt einen unsicheren Gang. Früher ist sie sehr aktiv gewesen (radfahren, schwimmen, wandern), in den letzten Monaten ist sie aber keinen sportlichen Aktivitäten mehr nachgegangen, sie fühlt sich zu schwach.
5. Perzeption – Kognition: Seit über einem Jahr hat sie immer wieder starke, teilweise krampfartige Schmerzen im Abdomen.
6. Coping – Stresstoleranz: Sie fühlt sich wegen der Unsicherheit bezüglich der Darmproblematik und der Schmerzen unwohl und ist es leid, von einem Arzt zum anderen zu gehen, ohne eine Diagnose zu erhal-

ten. Sie macht sich Sorgen wegen der Untersuchungen, die sehr unangenehm sind, wie ihr „die Verwandtschaft" erzählt hat. Die Familie macht sich Sorgen um Fr. M.s physischen und emotionalen Zustand. Die Patientin trinkt auch ab und zu Alkohol, um ihre Anspannung zu lindern.

Die Pflegeperson nimmt an, dass Fr. M. denkt, sie hat Darmkrebs, sie zeigt Zeichen von Angst. Die Patientin ist Medizinerin und hat ein Hintergrundwissen.

Durch die Erweiterung des Schmerz-Assessments erkennt die Pflegeperson, dass Fr. M. ihre starken Schmerzen im Abdomen seit drei Monaten auch mit Opiaten behandelt, die sie sich selbst verschrieben hat. Kurz nach Beginn der Opiateinnahme zeigte sich plötzlich die Darmproblematik. Bei der Aufnahme gibt sie einen Schmerzlevel von 7 auf der NRS (0–10) an. Ihr Gesichtsausdruck ist angespannt und „verzwickt". Sie erzählt, dass sie, als sie mit der Schmerztherapie begonnen hatte, anfing, wieder besser zu schlafen. Die ungeklärte „Darmgeschichte" (wie sie es nennt) bereitet ihr Kopfzerbrechen und sie kann aufgrund der Gedanken an die Darmproblematik nicht mehr gut einschlafen. Begleitend zum Wiederauftreten der Schlafprobleme wurden auch die Schmerzen im Abdomen wieder stärker. Fr. M. sagt zur Pflegeperson, sie hoffe, nun bald ein Ergebnis zu bekommen, denn so könne es nicht weitergehen. Sie fühlt sich so hilflos und obwohl sie Ärztin ist, kann sie sich nicht selbst helfen.

Notizen

Fallbeispiel 42
Patient mit Pankreastumor

Hr. W., 49 Jahre, selbstständiger Unternehmer, sehr sportlich, 62 kg bei einer Körpergröße von 186 cm, wird mit der Diagnose tumoröse (gutartige) Veränderungen sowie Autoimmunerkrankung des Pankreas auf der Chirurgie zur OP aufgenommen. Bei der Operation wird eine subtotale Prankreasresektion mit Splenektomie, Cholecystektomie und Pancreatico-Jejunostomie durchgeführt; er erhält außerdem einen Stent im Ductus choledochus, weil dieser durch Narben extrem verengt war. Er hat einen Rippenbogenrandschnitt (ca. 20 cm), die Wunde wurde mit einer Intracutannaht verschlossen und mit Fließverband versorgt. Weiters hat er ein subcutanes Redondrain und ein Silikondrain im Bereich der Anastomosen. Beide Drainagen fördern blutig-seröses Sekret und sind mit einem Fließverband versorgt. Weiters hat er noch einen Venflon (PVK) am rechten Unterarm, dessen Einstichstelle eine leichte Rötung zeigt. Er bekommt eine Antibiotikatherapie und eine Schmerztherapie i. v. sowie eine Insulintherapie s. c.

Hr. W. wurde sofort nach der Operation insulinpflichtig, weil ein Großteil des Pankreas entfernt werden musste und der verbliebene Rest kaum Insulin produziert. Im Rahmen der Einstellung zeigt er schwankende Blutzuckerwerte, die engmaschig (2–4-stündlich) kontrolliert werden müssen. Nach den ersten postoperativen Tagen auf der IMC wird Hr. W. auf die interdisziplinäre Station (Chirurgie/Gastroenterologie-Interne) transferiert. Im Rahmen seines Klinikaufenthaltes soll er zur Diabetesberatung in die Stoffwechselambulanz, um sein Blutzuckermanagement selbstständig durchzuführen.

Als Sie Hrn. W. kennenlernen, tritt er Ihnen wie folgt gegenüber: Körperhaltung – verschränkte Arme; er spricht mit lauter und aggressiver Stimme. Die gesamte Situation scheint ihn ziemlich zu belasten und zu überfordern. Die große OP „sitzt ihm noch in den Knochen", wie er sagt, und Sie bemerken auch seinen reduzierten Allgemeinzustand. Im Rahmen des Gesprächs zeigt sich, dass er nicht realisiert, dass die Insulinpflicht lebenslang bestehen wird. Beim Essen gibt es laut einer Kollegin „Probleme", da er Kohlehydrate strikt ablehnt. Auf die Frage, wie seine Ernährung bisher ausgesehen hat, erzählt Hr. W., dass er viel Sport betreibt. Sein Tag beginnt um 5:00 mit einem Lauftraining. Danach frühstückt er eiweißreiche Shakes. Meistens arbeitet er bis zum frühen Abend und geht dann je nach Wetter entweder schwimmen oder radfahren bzw. im Winter benützt er das Ergometer zu Hause. Insgesamt kommt Hr. W. auf täglich mehrere Stunden Sport. Er ernährt sich eiweißreich, isst viel Gemüse und vermeidet Kohlehydrate strikt. Er bringt zum Ausdruck, dass er seinen bisherigen Tagesrhythmus beibehalten will, denn er sieht keine Notwendigkeit, seinen Lebensrhythmus und sein Verhalten zu ändern. Im Moment ist er sehr frustriert über die Situation und seinen Zustand. Die Bewegung fehlt ihm, „ohne Sport bin ich nur ein halber Mensch", sagt er.

Weiters gibt er noch ziemlich starke Schmerzen im Bauch an (die Drainagen liegen noch, die Redondrainage soll heute entfernt werden) besonders wenn er sich bewegt. Die Antibiotika machen ihn sehr müde, er hinterfragt deren Notwendigkeit.

Notizen

Fallbeispiel 43
Patient mit postoperativer Infektion

Hr. H. ist 70 Jahre alt und verpartnert. Er wurde stationär wegen einer geplanten Operation zum Ersatz des Kniegelenks rechts aufgenommen. Die Operation soll am Tag nach der Aufnahme stattfinden. Hr. H. wird bei der Aufnahme von seinem Lebensgefährten begleitet.

Er leidet bereits seit 4 Jahren an einer Osteoarthritis des rechten Kniegelenks und an Diabetes Typ 2 (insulinpflichtig). Er nimmt täglich antihypertensive Medikamente. Aufgrund der Diabetes-Diagnose hat er seinen Lebensstil stark verändert, er ernährt sich gesund, hat ca. 15 kg Gewicht verloren und bewegt sich sehr viel. Während des Aufnahmegespräches mit der Pflegeperson erwähnt er, dass er der Operation sehr positiv und hoffnungsvoll entgegensieht. Die starken Schmerzen aufgrund der Osteoarthritis machen es ihm schwierig, seinen sportlichen Aktivitäten nachzugehen. Hr. H. und sein Partner gehen sehr viel wandern, radfahren und im Winter langlaufen und skifahren. Aufgrund der immer stärker werdenden Schmerzen und aufgrund der eingeschränkten funktionellen Fähigkeiten („Ich brauche Bewegung zum Leben") beurteilt er seine Lebensqualität als niedrig. Auch die Schmerzmedikation hilft nicht mehr ausreichend.

Intraoperativ kommt es zu einer starken Blutung, weshalb Hr. H. erst am nächsten Morgen auf die orthopädische Station verlegt wird. Er beurteilt seine Schmerzen mit 4 (NR-Skala 0–10) wenn er sich im Bett bewegt. Er hat eine periphere Venenkanüle am rechten Unterarm und aufgrund der massiven Blutung intraoperativ einen Cavakatheter in der rechten V. Jugularis erhalten, durch den er bei der Verlegung eine Kochsalzlösung zum Offenhalten des Katheters für die Antibiotikatherapie erhielt. Die ersten zwei Tage nach der OP sind unauffällig, die Redons können entfernt werden. Am Morgen nach der Entfernung der Redondrainagen bekommt Hr. H. plötzlich Fieber und hat sehr starke Schmerzen. Er sagt, dass er nicht wisse, wie er das Bein hinlegen soll, weil er solche Schmerzen hätte. Das Knie ist überwärmt und geschwollen. Es wird eine Blutabnahme (Entzündungsparameter) angeordnet.

Hr. H. ist an diesem Vormittag, nachdem sich herausstellt, dass er eine Wundinfektion entwickelt hat und eine Revisionsoperation notwendig ist, „am Boden zerstört". Er weint, hat große Angst und wünscht sich, dass sein Lebenspartner sofort kommt und ihm beisteht. Die Besuchszeit ist an diesem Tag erst am Nachmittag, Besuchszeiten werden auf dieser Station normalerweise eingehalten. Die Revisions-OP wird für den späten Abend geplant.

Notizen

Fallbeispiel 44
Patientin mit Diabetes Typ 2 und Folgeerkrankungen

Fr. K. (54 Jahre) ist gebürtige Tschechin, als Reiseleiterin in Tschechien tätig und aufgrund ihres Jobs oft mehrere Tage unterwegs. Sie hat drei erwachsene Kinder und betreut ihre hochbetagte und pflegebedürftige Mutter bei sich zu Hause. Sie wohnt seit mehr als zwanzig Jahren in einem Mehrparteienhaus im dritten Obergeschoss ohne Lift in Wien. Ihre Mutter benötigt 24-Stunden-Betreuung. Fr. K. ist allergisch auf Penicillin, Jod und Lidocain.

Sie sucht aufgrund von starken Schmerzen am rechten Vorfuß und hohem Fieber die Notfallambulanz eines Krankenhauses auf. Dort wird eine Gangrän an der zweiten und dritten Zehe mit massiver Begleitentzündung diagnostiziert. Sie gibt an, dass sie seit Jahren an einer PAVK leidet und vor ca. einem Jahr eine Unterschenkelfraktur erlitten hat. Sie leidet außerdem an einer arteriellen Hypertonie, nimmt aber keine Medikamente und misst auch nur sehr unregelmäßig ihren Blutdruck. Es wird im Rahmen der Anamnese festgestellt, dass Fr. K. seit 15 Jahren Diabetikerin (Diabetes mellitus Typ 2, HbA1C-Wert von 14) ist und das Insulin abgesetzt hat. Sie sagt, dass das Insulin der Grund für die Gewichtszunahme (ca. 15 kg) in den letzten Jahren ist. Derzeit hat sie 98 kg bei einer Körpergröße von 167 cm. Weil sie alleinerziehende Mutter von drei mittlerweile erwachsenen Kindern ist und sich immer um die Versorgung dieser zu kümmern hatte, hat sie ihr ganzes Leben lang ihre eigene Person und ihre Bedürfnisse zurückgestellt und deshalb nicht auf ihr Wohlbefinden bzw. ihre Gesundheit geachtet. Die unerträglichen Schmerzen, das hohe Fieber und die daraus resultierende Unfähigkeit, ihren Job auszuüben, haben sie nun gezwungen, ein Krankenhaus aufzusuchen. Sie wird stationär aufgenommen und der rechte Vorfuß muss mittels sofortiger Operation amputiert werden, um das restliche Bein zu retten. Nach der OP wird Fr. K. mit der Tatsache konfrontiert, dass sie als insulinpflichtige Diabetikerin und mit amputiertem Vorfuß ihre Lebensweise und ihr Verhalten verändern muss, um das verbleibende rechte Bein zu erhalten und eine ungestörte Wundheilung zu ermöglichen. Im Fokus der medizinischen Behandlung steht die Senkung des HbA1C-Wertes.

Fr. K. ist sichtlich verängstigt und äußert Unsicherheit und Ungewissheit hinsichtlich der möglichen Folgen ihrer Erkrankung für ihr weiteres Leben, da sie noch einige Jahre arbeiten muss, um ihr Leben finanzieren zu können. Hinzu kommt, dass ihre pflegebedürftige Mutter mit ihr in einem Haushalt lebt und von ihr finanziert wird, weil die Pension der Mutter aus Tschechien für eine gute Betreuung nicht ausreicht. Die größten Sorgen macht sich Fr. K. aufgrund der eingeschränkten Mobilität durch die Amputation. Sie fürchtet, nicht mehr als Reiseleiterin arbeiten zu können. Sie ist, trotz der erlebten Schicksalsschläge, eine sehr positiv gesinnte und im Leben stehende Frau, die bereit ist, alles dafür zu tun, in ihr gewohntes Dasein zurückzukehren. Sie äußert in einem Gespräch, dass sie Kraft und Energie aufbringen wird, um sich den notwendigen Veränderungen zu stellen und ihr Leben neu auszurichten. Oberste Priorität hat dabei die Rückkehr in die berufliche Tätigkeit als Reiseleiterin.

Notizen

Fallbeispiel 45
Patientin mit gynäkologischem Eingriff

Fr. S. ist 78 Jahre alt und verwitwet. Sie lebt allein in einem Haus in einem kleinen Ort im Weinviertel und hat zwei Töchter. Sie wird auf der gynäkologischen Abteilung zur Vorbereitung auf eine große Operation im Unterleib aufgenommen. Bei einer Curettage, die zuvor wegen Blutungen in der Postmenopause durchgeführt wurde, ergab der histologische Befund ein Endometriumkarzinom. Es ist eine Hysterektomie per medianer Laparotomie geplant. Fr. S. ist Hypertonikerin und nimmt regelmäßig Blutdruckmedikamente ein. Bei der Aufnahme macht sie einen ängstlichen und nervösen Eindruck. Ihre Hände sind ständig in Bewegung, der Blutdruck ist mit 155/95 mmHg hyperton, die Herzfrequenz liegt bei 110/min rhythmisch. Außerdem hat sie einen Katarakt an beiden Augen, folglich ist ihre Sehfähigkeit stark eingeschränkt. Eine Augen-OP war bereits geplant, musste aber aufgrund der Karzinomdiagnose verschoben werden. Sie kann derzeit nicht lesen und auch ihr liebstes Hobby (stricken) kann sie nicht ausüben, weil sie sehr schlecht sieht. Das macht sie sehr traurig, weil sie sich davor fürchtet, dass sie sich im Krankenhaus nicht ablenken kann.

Fr. S. ist gut auf die OP vorbereitet und weiß, was auf sie zukommt. Sie weiß bereits, dass sie für einige Tage Drainagen und einen Dauerkatheter haben wird, erwähnt auch, dass sie sich vor dem Katheter fürchtet: „So ein Ding hatte ich schon mal, igitt!", sagt sie. Die offene Gesprächshaltung von Fr. S. verändert sich im Laufe des Anamnesegesprächs. Als die Sprache auf die OP und die postoperativ zur Überwachung geplante Nacht auf der IMC/Intensiv kommt, meint sie sehr ablehnend und lautstark, dass sie keinesfalls auf die Intensivstation möchte. Sie beendet das Gespräch abrupt und geht in ihr Zimmer. Ihrer Bitte, dass sie jetzt nicht weitersprechen möchte, wird nachgekommen. Die Zeit bis zur Fortsetzung des Gespräches wird genutzt, um ihre Patientenakte auszuheben und Einblick zu nehmen. Beim letzten Krankenhausaufenthalt gab es vor der Curettage einen Zwischenfall bei der Einleitung der Narkose. Fr. S. konnte nicht intubiert werden und erbrach. Die Folge war eine Aspiration, wegen der sie auf die Intensivstation verlegt und kurzzeitig beatmet wurde. Nun können ihre Aussagen bezüglich der Intensivstation und ihre veränderte

Gesprächs- und Körperhaltung besser verstanden werden. Im Verlauf des Aufenthaltes gewinnt Fr. S. zunehmend Vertrauen zu Ihnen und erzählt, dass ihr Gatte nach einem Routineeingriff auf der Intensivstation verstorben ist. Als sie nach ihrer Curettage auf der Intensivstation wach wurde, hatte sie Panik, ebenso wie ihr geliebter Mann sterben zu müssen.

Fr. S. ist eine lebenslustige Frau. Die Familie und der Freundeskreis sind wichtige Lebensinhalte für sie. Trotz der Schicksalsschläge der letzten Jahre blickt sie immer zuversichtlich in die Zukunft. Sie lebt seit dem Tod ihres Gatten vor 3 Jahren allein in ihrem Haus und hat eine sehr enge, vertraute Beziehung zu ihren Töchtern und den Enkelkindern.

Notizen

Fallbeispiel 46
Patient mit Colostoma nach Tumor-OP

Hr. G. ist ein 74-jähriger Patient, der mit seiner Frau in einem Einfamilienhaus im ländlichen Bereich lebt. Das Ehepaar hat drei erwachsene Söhne und zwei Enkelkinder (10 und 12 Jahre). Bei Hrn. G. ist ein Rektumkarzinom im fortgeschrittenen Stadium mit Metastasierung in Leber und Lunge diagnostiziert, das bereits mit einer Strahlentherapie behandelt wurde. Jetzt ist er im Krankenhaus, da sein Tumor entfernt und ein endständiges Colostoma am linken Mittelbauch angelegt wurde. Er weist einen reduzierten Allgemein- und Ernährungszustand auf. Die übermäßige flüssige Stuhlabgabe postoperativ über das Colostoma führt zu immer wieder auftretenden Kontaminationen der medianen Laparotomiewunde und es entwickelt sich folglich eine Infektion mit einem Staphylokokkus aureus und Escherichia coli sowie eine daraus resultierende Wundheilungsstörung.

Im Bereich des Os sacrum ist aufgrund von Hautschäden durch die Bestrahlung ein Dekubitus Grad III (nach EPUAP und NPUAP) mit einem Durchmesser von etwa 5 cm entstanden. Dieser wurde ursprünglich mit einem VAC®-System versorgt, ist nun in Abheilung und mit einem Hydrokolloidverband versorgt.

Laut Schmerzmanagement erhält Hr. G. morgens und abends eine Kapsel Hydal retard® 2,0 mg. Bei zusätzlich auftretenden Schmerzen und einem Painscore von über 4 (NRS) ist die Gabe von 20 Tropfen Novalgin® vorgeschrieben. Von den Pflegepersonen werden Hilfsmittel zur Positionierung im Bett unterstützend zur Schmerztherapie verwendet.

Seit der Operation ist Hr. G. innerlich sehr unruhig und angespannt, sodass er nachts oft keinen Schlaf findet und seine Gedanken kreisen. Die Geruchsbelästigung beim Wechsel des Stomabeutels belastet ihn zusätzlich, er kann aufgrund von massivem Ekelgefühl sein Stoma nicht selbst versorgen. Die früher gewohnten Rituale rund um die Ausscheidung (morgens Kaffee trinken und dann auf der Toilette Zeitung lesen) kann er jetzt nicht mehr ausführen. Die Versorgung des Stomas zu Hause durch seine Frau bereitet ihm ebenso Kopfzerbrechen. Er denkt, dass sie der Stomaversorgung nicht gewachsen sein könnte. Weiters äußert Hr. G., dass er das Gefühl hat, sein Leben und das seiner Familie sei total aus den Fugen geraten, er fragt sich, ob das Ganze überhaupt noch Sinn hat.

Er hat Angst, dass seine Enkelkinder zu Besuch kommen könnten, obwohl er sie so sehr liebt, denn er möchte ihnen seinen Zustand und den Gestank nicht zumuten. „Das ist nichts für Kinder in dem Alter", sagt er. Außerdem ist ihm noch sehr wichtig, dass er auf keinen Fall im Krankenhaus sterben will, das äußert er dem Pflegepersonal gegenüber ständig. Mit seiner Familie hat er über seine Wünsche noch nicht gesprochen, davor hat er große Angst.

Notizen

Fallbeispiel 47
Patientin nach Unfall

Fr. R. ist eine 18-jährige Patientin, die beim Wakeboarden auf der Donau einen Unfall hatte. Sie ist ledig, studiert Physiotherapie, lebt unter der Woche im Studentenheim in Wien und fährt meist am Wochenende nach Hause zu ihren Eltern ins Waldviertel.

Sie wird mit dem Hubschrauber ins Unfallkrankenhaus Meidling gebracht. Hier bestätigt sich nach Röntgen, CT und MRT-Untersuchungen der Verdacht der erstversorgenden Notärztin: Brustwirbelfrakturen IV-VI, mehrfache Fraktur des rechten Knöchels und Commotio Cerebri. Die hämodynamische Situation stellt sich wie folgt dar: Blutdruck 100/60 mmHg, Herzfrequenz 80/min rhythmisch, Atemfrequenz 18/min, Sauerstoffsättigung 97 % bei Raumluft. Die Brustwirbelfrakturen sind stabil und müssen nicht operiert werden, Fr. R. bekommt ein für sie angefertigtes Mieder zur Stabilisation. Die Knöchelfraktur (bimalleoläre Fraktur) wurde operiert und mit drei Schrauben versorgt. Wegen der Ruptur der Seitenbänder und der Syndesmose darf sie den Knöchel mindestens 6 Wochen lang nicht belasten. Aufgrund der Commotio Cerebri wird Fr. R. erstmals strenge Bettruhe verordnet, sie wird mittels Monitors (Herzfrequenz, SpO_2, Blutdruck) und neurologisch engmaschig (1–2-stündlich für mind. 48 Stunden) überwacht.

Fr. R. gibt anhand der NRS Schmerzen von 7–8 an. Für die intravenöse Schmerztherapie erhält Fr. R. eine periphere Venenverweilkanüle am linken Unterarm. Sie bekommt vom betreuenden Unfallchirurgen folgende Schmerztherapie verordnet: sechsstündlich eine Infusion mit 1000 mg Paracetamol, zwei- bis dreimal in 24 Stunden im Abstand von mindestens 6 Stunden 250 ml Neodolpasse (NSAR) bei Schmerzen über 4 nach der NRS. Zusätzlich kann die Patientin noch Dipidolor 7,5 mg s.c. erhalten, sollte die Schmerzlinderung nicht ausreichend sein. Die neurologische Untersuchung zeigt derzeit keine Auffälligkeiten.

Im pflegerischen Anamnesegespräch zeigt sich eine Orientierung zur Person sowie zu Zeit, Raum und Situation. An den Unfallhergang kann sich Fr. R. nicht erinnern. Nach der Information über ihre Verletzungen äußert sie gegenüber der Pflegeperson Angst um ihre Zukunft. Sie macht sich große

Sorgen, weiß nicht, ob sie ihre Ausbildung zur Physiotherapeutin beenden können wird und weint bitterlich.

In der Nacht will Fr. R. unbedingt aufstehen, um auf die Toilette zu gehen. Ihrem Wunsch, für den Toilettengang einen Rollstuhl zu erhalten, wird nicht nachgekommen, da sie strenge Bettruhe verordnet bekommen hat. Die Patientin erhält eine Bettpfanne, aber es gelingt ihr nicht, zu urinieren. Die Pflegeperson legt nach mehreren fehlgeschlagenen Versuchen mit der Bettpfanne einen Einmalkatheter, um die Blase zu entleeren.

Nachdem Sie mittels NRS den aktuellen Schmerzwert erhoben und weitergeleitet haben, erhalten Sie von der jungen Turnusärztin folgende Anweisung: „Den Wert von 8 halbierst du und trägst das Ergebnis in die Krankenakte ein." Auf Ihre Frage, ob sie das ernst meint, antwortet die Ärztin nur, dass der Wert deshalb halbiert werde, da sonst ja alle Patient*innen Morphine erhalten müssten und die Suchtgefahr viel zu groß sei. Außerdem wäre Fr. R. eine junge Patientin, die das schon aushält. „Patienten sind eh meist viel zu wehleidig", sagt sie. In der Pflegeplanung lesen Sie in der Rubrik Interventionen unmittelbar nach dem Gespräch, dass die Aussagen in Bezug auf die Schmerzen der Betroffenen ernst zu nehmen sind.

Fr. R. fühlt sich alleine, ihre Eltern können nicht jeden Tag zu Besuch kommen und die meisten Freund*innen leben ebenfalls im Waldviertel. Darunter leidet sie in der momentanen Situation besonders. Auf Wunsch von Fr. R. und in Absprache mit den behandelnden Ärzt*innen soll sie in den nächsten Tagen zur weiteren Therapie in ihr Heimatkrankenhaus nach Zwettl überstellt werden. Der Transport muss vorbereitet und organisiert werden.

Notizen

Fallbeispiel 48
Patientin mit Brustkrebs

Fr. M. ist 44 Jahre alt, verheiratet und hat zwei Kinder – die Tochter ist 14 Jahre alt, der Sohn 10. Die Patientin hat bis zu ihrer Erkrankung halbtags als Bankangestellte gearbeitet. Vor zwei Monaten wurde eine Brustkrebserkrankung diagnostiziert und in der Zwischenzeit wurde Fr. M. die linke Brust entfernt. Die Lymphknoten in der Achselhöhle waren bereits befallen und wurden ebenfalls entfernt. Die Wunde ist gut verheilt und Fr. M. ist mit einer Prothese versorgt. Diese empfindet sie jedoch als unangenehm, sie fühlt sich damit sehr unsicher. Vor ihren Kindern und ihrem Mann traut sie sich nicht, sich auszuziehen, sie schämt sich. Sie fühlt sich nur mehr als „halbe Frau", mit ihrem Mann hat sie darüber nicht gesprochen.

Es ist eine ambulante Chemotherapie in der Klinik vorgesehen. An die etwa drei Monate dauernde Chemotherapie wird sich eine sechswöchige Strahlentherapie anschließen. Fr. M. hat im Internet sehr viel über Chemotherapie und auch die Nebenwirkungen gelesen. Das macht ihr „gehörige Angst", wie sie sagt. Eigentlich weiß sie noch nicht genau, wie „das alles ablaufen wird". Sie kommt zur ersten Chemobehandlung für drei Tage in die Klinik und es wird am Tag nach der Aufnahme ein Porta Kath in der V. subclavia rechts implantiert. Dieses „Ding" ist ihr auch etwas suspekt, sie hat keine Vorstellung davon, wie groß die „Beule" des Katheters unter ihrer Haut sein wird. Fr. M. meint, dass sie mit dem Katheter dann ihr geliebtes Hobby (schwimmen) nicht mehr ausführen kann. Darunter leidet sie sehr, denn sie ging trotz Brustamputation (sie hat mittlerweile einen speziellen Badeanzug, in den die Prothese eingesteckt werden kann) mindestens zweimal in der Woche in der Therme in der Nähe schwimmen. Das entspannte sie und die Bewegung im warmen Wasser tat ihr gut.

Fr. M. hat Angst vor der Chemotherapie, da sie nicht weiß, wie sie mit den Nebenwirkungen umgehen soll und wie die Kinder auf die möglichen Veränderungen ihres Aussehens reagieren werden. Gespräche mit den Kindern über ihre Ängste hat sie nicht geführt, sie will die beiden nicht zusätzlich verunsichern, da sie in letzter Zeit schon durch die Diagnose und die OP sehr belastet waren.

Nachdem ihr Mann beruflich sehr viel auswärts unterwegs ist, macht sie sich auch Sorgen, ob sie während der Chemo und Strahlentherapie den Haushalt schaffen kann. Sie ist von der OP noch immer sehr geschwächt und leidet öfter an Schwindel, besonders morgens. Ihre Vitalparameter sind im physiologischen Bereich mit Ausnahme des Blutdrucks. Hier wird eine Hypotonie diagnostiziert. Ihre Blutdruckwerte sind zwischen 100–110 mmHg systolisch und 60–70 mmHg diastolisch. Sie hat derzeit auch wenig Appetit, isst folglich nicht immer alle Mahlzeiten und hat seit der Operation ca. 5 kg Gewicht verloren.

Das stört sie allerdings nicht besonders, sie sagt von sich selbst, dass sie „eine runde Persönlichkeit" ist und es ihr nicht schadet, ein bisschen abzuspecken (derzeit 85 kg bei 172 cm Größe).

An die noch folgende Strahlentherapie mag sie gar nicht denken und auch nicht daran, ob sie nach den Therapien wieder arbeiten kann. Im Moment fühlt sie sich müde und überfordert – alles ist ihr einfach zu viel.

Notizen

Setting Langzeitpflege

Fallbeispiel 49
Bewohnerin im Wachkoma

Fr. E., 21 Jahre alt, hatte Anfang diesen Jahres einen Motorradunfall. Sie wurde dabei von einem Auto touchiert, mitgeschliffen und von einem weiteren Auto überrollt. Nach der Reanimation durch Ersthelfer*innen und Rettungssanitäter*innen wurden im Krankenhaus ein Polytrauma sowie ein hypoxischer Hirnschaden (apallisches Syndrom) bei der Patientin diagnostiziert. Im klinischen Verlauf auf der Intensivstation zeigte sich ein Status epilepticus mit rezidivierendem Krampfgeschehen. Eine Operation der instabilen Beckenringfraktur wurde mehrmals geplant aber zuletzt abgesagt. Fr. E. wurde einen Monat nach dem Unfall mit einer Dilatationstracheotomie sowie einer PEG-Sondenanlage versorgt. Mittlerweile ist sie dekanüliert und das Stoma fast gänzlich wieder verschlossen. Derzeit wird es noch mit einer Hydrokolliedplatte abgeklebt. Sie wurde schließlich nach mehreren Wochen in intensivmedizinischer Versorgung auf die Wachkomastation verlegt.

Fr. E. benötigt vollständige Unterstützung bei der Mobilisation, bei der Körperpflege und beim An- und Auskleiden. Auch bei der Nahrungs- und Flüssigkeitsaufnahme benötigt sie Hilfe von einer Pflegeperson. Sie kann nur minimal oral ernährt werden, da es ihr möglich ist, einige Löffel Joghurt zu schlucken. Es besteht eine Dysphagie, weshalb darauf geachtet werden muss, dass Fr. E. während der Nahrungsaufnahme aufrecht sitzt und das Joghurt nur löffelweise mit Pausen dazwischen zu sich nimmt. Zusätzlich wird sie über die PEG-Sonde ernährt. Aufgrund der fehlenden Bewegung neigt Fr. E. zu Obstipation. Eine Kommunikation mit Ja oder Nein über Kopfnicken ist mit der Patientin teilweise möglich. Laut ärztlichem Befund hört Fr. E. auf beiden Ohren gut. Sie zeigt Reaktionen auf akustische Reize, indem sie Laute von sich gibt. Die Kommunikation erfolgt zusätzlich über das Ablesen ihrer Mimik bzw. Körpersprache. Es ist ihr mittlerweile möglich, Objekte mit ihrem Blick zu fixieren, z.B. den Fernseher. Sendungen, die sie laut Biografie immer gemocht hat, scheint sie zumindest eine Zeit lang aufmerksam zu verfolgen. Sie verfolgt auch auf dem Handy Videos und hört gerne ihre Lieblingsmusik. Sie kann sich durch Laute bemerkbar machen und z.B. anzeigen, ob sie wach ist oder Schmerzen hat. Schmerzen zeigt sie insbesondere durch ihre Mimik.

Bedingt durch die Besuchseinschränkungen durch Covid-19 verändert sich das Verhalten von Fr. E. Sie lautiert häufiger und zeigt bei der Pflege einen erhöhten Muskeltonus und Abwehrhaltungen. Beim ersten Besuch ihrer Eltern nach dem Besuchsverbot aufgrund von Covid-19 freut sich Fr. E. und zeigt dies durch Lautieren und Lachen. Sie ist infolge solcher Besuche entspannter und ruhiger, lächelt auch während und nach den Besuchen vermehrt. Die Mutter möchte sie mit nach Hause nehmen und künftig zu Hause pflegen. Hierbei erhält sie Unterstützung von der Institution, indem sie Schulungen bezüglich der allgemeinen Körperpflege (duschen, Mundpflege, Hautbeobachtung, Hautpflege, Ausscheidungsbeobachtungen) und des Umgangs mit der PEG-Sonde (sondieren von Medikamenten sowie Nahrungs- und Flüssigkeitszufuhr) erhält. Auch im Umgang mit ihrer Tochter zur Förderung der Wahrnehmung (z.B. orale Stimulation mit Lieblingsgetränken/Joghurt und visuelle Stimulation mit Bildern und Videos) wird die Familie geschult.

Durch die Flut an Informationen weint die Mutter öfters bei den Schulungen und benötigt kurze Gespräche mit einer DGKP. Sie erzählt dabei, wie Fr. E. früher war und erinnert sich an ihre Tochter als lebensfrohes, junges Mädchen zurück. Sie traf sich gerne mit Freund*innen, tanzte gerne und lachte viel. Fr. E. hatte viele Pläne für ihr Leben.

Fr. E. hat noch zwei kleinere Geschwister von fünf und elf Jahren, um die sich ihre Mutter auch noch kümmern muss. Die Mutter weiß nicht, ob sie diese Situation bewältigen kann. Sie hat schon mehrere Schulungen nach der Hälfte abgebrochen und ist weinend nach Hause gegangen.

Notizen

Fallbeispiel 50
Bewohnerin mit apallischem Syndrom

Fr. S. ist 48 Jahre alt, verheiratet und hat drei Kinder. Sie leidet seit der komplikationsreichen Geburt ihres dritten Kindes aufgrund eines hypoxischen Hirnschadens an einem apallischen Syndrom. Postpartal kam es zu starken vaginalen Blutungen und es musste eine Hysterektomie durchgeführt werden. Trotz intraoperativer Massentransfusion kam es zu einer Asystolie und CPR, die mehr als eine halbe Stunde andauerte. Auf der Intensivstation traten in weiterer Folge Streckkrämpfe auf. Im MRT zeigte sich ein hypoxischer Hirnschaden. Fr. S. zeigt das Vollbild eines apallischen Syndroms mit deutlich erhöhtem Muskeltonus sowie Krampfneigung und keinen Reaktionen auf optische und akustische Reize. Nach geraumer Zeit konnte sie vom Respirator entwöhnt werden, die Symptome blieben aber fast unverändert bestehen. Fr. S. zeigt Wach- und Schlafphasen, hat keine Spontansprache, gibt aber immer wieder Laute von sich. Klinisch-neurologisch sind die Hirnstammreflexe erhalten. Die Patientin wird auf eine Apallic Care Unit verlegt.

Die Körperpflege und das An- und Auskleiden müssen vollständig von einer Pflegeperson übernommen werden. Sie ist stuhl- und harninkontinent. Die Bewohnerin ist nicht in der Lage, sich selbst zu ernähren, sich allein zu bewegen oder sonstige Aktivitäten durchzuführen. Durch den erhöhten Muskeltonus entwickelte sie Kontrakturen an Händen, Armen und Beinen. Die Therapiekonzepte von Ergotherapie und Physiotherapie sind auf die Regulation des Muskeltonus fokussiert. Die Logopädie behandelt die Dysphagie und unterstützt die Atmung. Das Pflege- und Therapieteam versucht gemeinsam mit Fr. S., Kommunikationscodes einzuüben, bisher allerdings erfolglos.

Der Ehemann kommt nur sehr sporadisch zu Besuch. Er sagt, er schaffe Besuche kaum, weil er sich um die Kinder kümmern muss. Fr. S. ist immer sehr weinerlich, wenn er sie nach einem Besuch wieder verlässt. Bei Pflegetätigkeiten lautiert sie immer wieder stark und ist oft schwer zu beruhigen. Ihre Atmung wird dabei sehr schnell. Nach der abgeschlossenen Pflegetätigkeit verhält sie sich jedoch sehr ruhig. Ihre Mimik und Gestik zeigen auf Ansprache durch die Pflege selten Reaktionen. Sie hat zwar die Augen offen und schaut auf einen Punkt, reagiert aber nicht wirklich (kein

Lachen oder sonstige Ausdrücke). Das ist anders, wenn der Gatte zu Besuch kommt. Da zeigt sie Reaktionen, es scheint, als ob sie ängstlich ist. Es sind seit Kurzem in solchen Situationen zusätzlich dunkelrote Flecken am Dekolleté sichtbar. Oft lautiert sie auch vermehrt und weint. An der pressenden Atmung und den dunkelroten Flecken am Dekolleté erkennen die Pflegekräfte, dass sie den Besuch wahrnehmen kann. Zusätzlich kann bei Fr. S. beobachtet werden, dass sie beim Absetzen von Stuhl oder Harn sehr unruhig ist bzw. wird. Dies lässt vermuten, dass sie Ausscheidungen spüren kann.

Nachdem das beschriebene Verhalten immer besonders deutlich am Ende eines oder nach einem Besuch aufgetreten ist, geht das Personal davon aus, dass Frau S. die Trennung wahrnimmt und darunter leidet. Die Pflegekräfte versuchen immer wieder, ihr die Situation zu erklären, doch wirkt sie in ihrer Mimik und Gestik weiterhin sehr traurig und weint des Öfteren. Auch für den Ehemann und die älteste Tochter (10 Jahre), die ab und zu mitkommt, ist das kaum zu ertragen. Sie vermissen die Ehefrau und Mutter sehr und leiden unter der Situation.

Notizen

Fallbeispiel 51
Patientin nach Darmperforation und geplanter Verlegung in Langzeitpflege

Fr. A. ist 89 Jahre alt und seit dem Tod ihres Mannes vor sieben Jahren alleinlebend. Sie kommt nach einer Darmperforation und anschließender Notoperation auf die Intensivstation. Zur Entlastung wurde eine Ileostomaanlage durchgeführt und eine Easyflow-Drainage bei der medianen Laparotomie eingelegt. Eine Rückoperation des Ileostomas ist aus derzeitiger Sicht in sechs bis zwölf Monaten angedacht.

Fr. A. hatte schon einige Tage an Bauchschmerzen gelitten und wollte diese mit ihren Hausmitteln therapieren. Nachdem die Schmerzen unerträglich geworden waren, wurde sie von ihrer Tochter ins nächstgelegene Krankenhaus gebracht.

Bislang war Fr. A. zu Hause bis auf Kleinigkeiten selbstständig und lebte mit ihrem Sohn im gleichen Haus. Die Patientin wohnt im Erdgeschoss und wird von ihrer Tochter bei der Körperpflege (Rücken und Beine) unterstützt. Zum Gehen verwendet sie einen Stock, weil sie sich damit sicherer fühlt. Sie trägt Inkontinenzeinlagen, da sie seit Jahren an einer Dranginkontinenz leidet. Fr. A. liebt Süßspeisen und Braten, die ihr die Schwiegertochter oder die Tochter mittags vorbeibringen.

Seit mehreren Monaten bemerken ihre Kinder, dass sie Kleidungsstücke verkehrt anzieht, Gegenstände verlegt oder zeitlich desorientiert ist. Auffällig ist, dass sie in den letzten Wochen, wenn sie selbst kochte, vergaß, den Herd auszuschalten oder Wasser eine Stunde lang kochen ließ. Auch der Brandmelder ist in den letzten Wochen ein paarmal aufgrund von Rauchentwicklung in der Küche ausgelöst worden und wurde vom Sohn wieder ausgeschaltet.

Beim derzeitigen Krankenhausaufenthalt benötigt die Patientin Unterstützung bei der Körperpflege, wobei sie sich selbstständig im Bett bewegen kann. Auch freut sie sich darauf, täglich in einem Lehnstuhl mobilisiert zu werden. Ein Stehversuch ist positiv, doch weiß die Patientin nicht mehr, wie sie ihre Beine zum Gehen koordinieren muss. Auffallend ist, dass sie immer wieder angibt, bald aus diesem Hotel auszuchecken, und ihre Tasche packen möchte, um wieder nach Hause in ihre Stube zu kommen.

Der Tremor, denn sie schon seit 10 Jahren an den Händen hat, hat sich im letzten Jahr deutlich verstärkt. Dadurch verschüttet sie oftmals Getränke und Suppen. Das Essen fällt ihr dadurch immer schwerer.

Im Zuge der Körperpflege erzählt sie einer Pflegeperson plötzlich aus heiterem Himmel, dass sie die Kerzen schon ausgehen hat sehen, doch jetzt wird das Strahlen des Lichtscheins wieder stärker. Bei jeglicher Berührung schreit sie zumeist „aua" und zittert am ganzen Körper.

Die Familie organisiert rund um Fr. A. ihren Alltag. Der Sohn wechselt sich mit seiner Schwester und seiner Ehefrau ab, damit sie nie allein im Haus ist. Auch auf den Enkel kann die Familie zählen, der mit seiner Oma immer wieder zum Arzt oder Frisör fährt. Doch die zunehmende Orientierungslosigkeit und der erhöhte Pflegeaufwand machen den Familienmitgliedern Sorgen und sie möchten, dass Fr. A. nach dem Krankenhausaufenthalt in ein Pflegeheim kommt. Fr. A. weiß vom Wunsch der Familie und ist damit nicht einverstanden. Sie äußert, nach Hause zu wollen.

Notizen

Fallbeispiel 52
Patient mit chronischer Erkrankung – Vorbereitung auf die Langzeitpflege

Hr. L. ist ein 78-jähriger Patient mit einer chronisch obstruktiven Lungenerkrankung (COPD). Er wird vom Pflegepersonal allgemein als mürrisch, ungeduldig und leicht aggressiv erlebt. Die Pflegepersonen erklären sich sein Verhalten damit, dass er frustriert und entmutigt ist. Eine ganzheitliche Pflege zu gewährleisten ist schwierig; viele der Pflegenden beschweren sich, dass sie ihm nichts recht machen können.

Hr. L. benötigt aufgrund seiner COPD eine ständige Sauerstofftherapie (2 l O_2) mittels Nasensonde. Weiters ist er urininkontinent. Aufgrund einer Stauungsdermatitis an seinen ödematösen Unterschenkeln benötigt er mehrere unterschiedliche Salben und Cremen zur Hautpflege und Therapie. Obwohl er bereits seit Jahren sein Colostoma eigenständig versorgt, verlangt er nun von den Pflegepersonen „etwas damit zu machen!" Trotz Unterstützung verweigert er seine Mitarbeit an der Colostomapflege. Seinen hygienischen Bedürfnissen (Körperpflege) kommt er eigenständig nicht nach.

Er ist unsicher auf den Beinen und nicht imstande, sich ohne Unterstützung sicher fortzubewegen. Auf die Frage, wie er wohl eigenständig leben wird, ist seine Antwort: „Ich habe es bisher auch geschafft."

Seine Kinder äußern Besorgnis bezüglich seiner nachlassenden Gesundheit und darüber, wie er seine persönliche Hygiene, seine gesundheitlichen Probleme und den Haushalt allein bewältigen soll. Im Moment ist er in einem großen Krankenhaus, ca. 80 km von seinem Wohnort am Land entfernt, untergebracht. Die Kinder leben alle in einem Umkreis von einer Fahrstunde zu dieser Stadt. Selbst wenn Hr. L. die Hilfe seiner Kinder annehmen würde, wäre es ein Problem für sie, häufiger zu ihm nach Hause zu fahren. Im Moment kümmern sie sich darum, dass er nach seinem Krankenhausaufenthalt in einem Pflegeheim untergebracht werden kann.

Auf die Bemühungen, Hrn. L. dabei zu helfen, seine Übersiedlung ins Pflegeheim zu akzeptieren, reagiert er mit Ärger auf seine Kinder und die Pflegepersonen auf der Station. Die Einschätzung des Pflegebedarfs von Hrn. L. durch die Pflegenden führt dazu, dass sich sein Ärger und sein

Widerstand verfestigen. Aufgrund seines Verhaltens will niemand mit ihm über den Umzug ins Pflegeheim sprechen. Die Telefonate mit seinen Kindern sind genauso barsch wie seine Dialoge mit den Pflegepersonen.

Es wird allerdings beobachtet, dass er mit einem seiner Enkel freundlicher spricht. Auch zu einer Pflegeperson hat er ein besseres Verhältnis. Sie hat ihm dabei geholfen, ein Gespräch mit seiner Schwiegertochter über die geplante Übersiedlung und seine Situation zu verarbeiten. Die Pflegeperson stellte Fragen und ermutigte ihn, über seine Situation zu sprechen. Plötzlich brach Hr. L. in Tränen aus und rief: „Maria! Maria hat mich nicht angerufen. Weiß sie denn, wo ich bin? Geht es ihr gut? Oh, wie ich meine Maria vermisse!" Er erklärte unter Tränen, dass Maria eine gute Freundin ist, die in der Nähe seines Zuhauses lebt. Er bringt sie immer zum Arzt und erledigt ihre Einkäufe. „Wer wird diese Sachen für sie erledigen, wenn ich nicht mehr da bin?"

Notizen

Fallbeispiel 53
Multimorbider Patient in einer Langzeitpflege-einrichtung

Hr. M. ist ein 56-jähriger Mann, der seit einem Kleinhirninfarkt aufgrund einer rechstbetonten Tetraparese und Depressionen im Pflegeheim Sonnenschein lebt. Er hat nur seine Nichte und seinen Neffen, zur Nichte besteht ein sehr loser Kontakt, sie kommt ihn ab und zu besuchen.

Er wird in das Pflegeheim Waldesruh transferiert, da diese Einrichtung auf Bewohner*innen mit erhöhtem Pflegeaufwand wie Hrn. M. spezialisiert ist. Der reduzierte Allgemeinzustand, ein positiver Test auf ESBL (Extended Spektrum Beta-Lactamase-Bildner) in Rachen und Stuhl, eine PEG-Sonde und eine Trachealkanüle machten diese Verlegung notwendig. Weiters ist er mit einem suprapubischen Blasenkatheter versorgt. Aufgrund seines beeinträchtigten Allgemeinzustandes und der verminderten Muskelkraft ist Hr. K. immobil. Die Ernährung erfolgt ausschließlich über die PEG-Sonde, da er jegliche Nahrungsaufnahme per os ablehnt. In den Dokumentationsunterlagen findet sich eine Freiheitsbeschränkung („Hindern am Verlassen des Bettes mittels Seitenteilen").

Hr. M. benötigt Unterstützung bei nahezu allen Lebensaktivitäten. Die Einstichstellen der PEG-Sonde und des suprapubischen Blasenkatheters zeigen deutliche Infektionszeichen. Er kämpft immer wieder mit starker Schleimproduktion im Bronchialsystem. Das über das Tracheostoma ausgehustete Sekret zeigt eine gelblich-grünliche Verfärbung. Falls er abgesaugt werden möchte, teilt er dies durch Handzeichen mit, oder er läutet. Die Versorgung der Trachealkanüle (inklusive Wechsel) führt das Pflegepersonal durch, wobei die Tracheostomaöffnung bland verheilt und frei von Infektionszeichen ist. Kommunizieren kann Hr. M. über eine Sprechkanüle und die Körpersprache. Da er oral keine Nahrung und Flüssigkeit zu sich nimmt, ist die Speichelproduktion deutlich vermindert und die Mundschleimhaut zeigt weißliche Belege, ebenso die Zunge.

Durch die positive Testung auf ESBL ist es notwendig, Hrn. M. zu isolieren. Der Hygienestandard sieht hier bei jedem Kontakt Schutzbekleidung für das betreuende Personal und Besucher vor. Hr. M. ist in sich gekehrt und zurückgezogen und lehnt neue bzw. fremde Personen ab. Er bringt dies sehr deutlich nonverbal zum Ausdruck. Auf Fragen der Bezugspflegeperson antwortet er meist mit Schulterzucken und einer Handbewegung, die zeigt, dass ihm alles egal ist. Ein Lächeln ist ihm kaum zu entlocken und er wird vom Großteil des Teams als „nicht kooperativ" bezeichnet.

Vor dem Insult war Hr. M. als Verwalter in einem Schloss mit großem Landgut tätig und lebte in einem eigenen Haus in der Nähe von Wien. Nach dem Insult und der Übersiedelung in die Langzeitpflegeeinrichtung übernahm sein Neffe die Sachwalterschaft. Der Neffe hat das Haus mittlerweile verkauft, um seine Spielschulden zu begleichen. Hr. M. besitzt nichts mehr und ist sehr enttäuscht. Kurz nachdem er von diesem Umstand erfuhr, wurde die medizinische Diagnose Depression gestellt.

Notizen

Setting Mobile Pflege und Betreuung

Fallbeispiel 54
Klientin mit Hemiparese im häuslichen Setting

Die Klientin, Fr. S., ist 67 Jahre alt und seit mehreren Jahren verwitwet. Sie lebt in einer kleinen Wohnung in einem Mehrparteienhaus, in der sie mit ihrem Gatten lange Zeit gewohnt hat. Aus der Ehe gibt es einen Sohn, der jedoch sehr große psychische Probleme hat.

Seit einem Schlaganfall/Insult vor 4 Jahren hat sie eine rechtsbetonte Hemiparese. Diese Beeinträchtigung erschwert es ihr, sich in ihrer Wohnung fortzubewegen. Sie benutzt einen Rollator, mit dem sie aber von Anfang an nicht gut zurechtgekommen ist. Ins Badezimmer kommt sie deswegen nur mehr mit Unterstützung. Die Tür ist sehr eng und behindert sie beim Eintritt.

Fr. S. hat auch sehr große finanzielle Probleme. Als ehemalige Reinigungskraft, die nur stundenweise ohne Fixanstellung gearbeitet hat, konnte sie sich nur ein wenig Geld dazuverdienen. Auch ihr Gatte hat immer wieder nur Gelegenheitsjobs gehabt. Er war gelernter Maurer, war aber bald nach ihrer Hochzeit vor 40 Jahren alkoholkrank geworden und konnte häufig nur für kurze Zeit, meistens bevor er nach einem Entzug wieder rückfällig geworden war, einer Arbeit nachgehen. Die Witwerpension ist deswegen sehr gering und Fr. S. weiß oft von Tag zu Tag nicht, woher sie das Geld für ihre Ausgaben nehmen soll.

Seitdem sie durch eine mobile Pflege- und Betreuungsorganisation unterstützt wird, ist sie rezeptgebührenbefreit. Dies hat die DGKP organisiert, damit sie sich die vielen Medikamente, die die Hausärztin ihr verschreibt, leisten kann. Das erleichtert ihr Leben in finanzieller Hinsicht um einiges. Sie kann aber nicht verstehen, warum sie so viele Tabletten benötigt, und weigert sich immer öfters, diese einzunehmen, weil sie „sparen" möchte. Den Einkauf erledigt die Heimhilfe, wobei Fr. S. immer wieder glaubt, dass die Heimhilfe mit ihrem Geld nicht sparsam genug umgeht. Sie achtet sehr darauf, dass sie möglichst billige Nahrungsmittel einkaufen lässt. Um eine ausgewogene Ernährung kümmert sie sich dabei nicht.

Sie hat eine leichte Stuhl- und Harninkontinenz entwickelt und trägt deswegen Einlagen, die sie zwar wechselt, aber „sehr sparsam damit umgeht", wie sie sagt. Die Nachbarin besorgt ihr diese billigen Einlagen aus dem Diskontmarkt.

Fr. S. benötigt Unterstützung bei der Körperpflege und wünscht sich so sehr, dass sie wieder selbstständiger sein könnte, denn sie will von niemandem abhängig sein und niemandem zur Last fallen. Dieses Gefühl beeinflusst ihr Leben stark.

Ihr Sohn macht sich große Sorgen und versucht, sie zu unterstützen. Immer wieder muss er sich aber aufgrund von psychischen Problemen in stationäre Therapie begeben und kann seiner erlernten Arbeit in der Tischlerei nicht nachgehen. Es ist ihm dann auch nicht möglich, sich um seine Mutter zu kümmern. Da auch er finanzielle Sorgen hat, ist ihm eine Unterstützung seiner Mutter in diesen Belangen kaum möglich. Fr. S. macht sich auf der anderen Seite große Sorgen um den Sohn und hat ein schlechtes Gewissen, weil sie ihn nicht unterstützen kann.

Notizen

Fallbeispiel 55
Klient mit Dialyse

Hr. L. lebt mit seiner Gattin in einem Hochhaus im dritten Stock. Beide hatten nie Kinder und lebten immer schon sehr zurückgezogen. Hr. L. hat bis zu seiner Pensionierung am Bau gearbeitet. Seither geht er auch keinen Hobbys mehr nach, er fühlt sich „einfach nicht wohl", wie er sagt.

Hr. L. verspürt bereits seit mehreren Wochen einen Juckreiz (Pruritus). Er leidet zusätzlich unter Oligurie, Dyspnoe, Polydipsie und ödematösen Beinen. Seine Gattin, die bei sich selbst immer wieder Blutdruckkontrollen macht, stellt bei ihm auch einen erhöhten Blutdruck fest.

Fr. L. ist sehr besorgt über den Gesundheitszustand ihres Mannes und bringt ihn schließlich dazu, ins Krankenhaus zu fahren. Dort wird festgestellt, dass Hr. L. an einer fortgeschrittenen Niereninsuffizienz leidet. Diese Niereninsuffizienz kann nur mehr mittels Dialyse behandelt werden. Laut Gattin wollte ihr Mann in seinem Leben nie ins Krankenhaus gehen. Das ist auch der Grund, warum die Niereninsuffizienz so lange unerkannt blieb. Hr. L. will primär nicht mit der Dialyse beginnen, jedoch wird sein Befinden zusehends unerträglicher. Aus diesem Grund stimmt er dem Beginn der Dialysebehandlung schließlich doch zu. Er betont aber, dass er keine zusätzlichen Untersuchungen machen lassen will. Die Dialysebehandlung wird gestartet und Hr. L. dreimal wöchentlich dialysiert.

Der Bluthochdruck von Hrn. L. muss medikamentös eingestellt werden. Er gibt an, dass er bisher keine Medikamente genommen hat.

Zusätzlich zu all diesen therapeutischen Maßnahmen wird mehrmals eine Ernährungsberatung durchgeführt. Hr. L. äußert vehement, dass er seine Ernährung nicht umstellen wird. Alle Versuche, ihn erneut darüber zu informieren, lehnt er ab. Manchmal wird er dabei ungehalten und seine Stimme klingt aggressiv. Er berichtet auch, dass er keine Nacht mehr durchschlafen kann.

Bei der heutigen Dialysesitzung bricht er in Tränen aus und meint, dass es zu Hause ohne Unterstützung nicht mehr geht. Seine Frau sei am Ende ihrer Kräfte. Sein größter Wunsch wäre es, sterben zu dürfen. Er will für seine Frau keine Last mehr sein.

Ständig äußert er, dass er große Ängste hinsichtlich des weiteren Prozederes hätte. Er weiß nicht mehr weiter, benötigt nun einen Rollator, um in der Wohnung mobil sein zu können, hat damit aber große Schwierigkeiten, sich sicher fortzubewegen. Immer öfter verweigert er Nahrung und Getränke. Ein Gespräch mit seiner Gattin ergibt, dass auch sie verzweifelt ist, da er nach wie vor keinerlei Krankheitseinsicht zeigt.

Notizen

Fallbeispiel 56
Patient nach Oberschenkelhalsfraktur in Heimversorgung

Hr. M. ist 79 Jahre alt. Er ist 174 cm groß und 73 kg schwer. Gemeinsam mit seiner Gattin lebt er in einem großen Einfamilienhaus mit Garten am Stadtrand. Die wichtigsten Bezugspersonen für die beiden sind ihre drei Kinder sowie die Enkelkinder. Zwei dieser Kinder wohnen weiter entfernt, trotzdem kommen sie regelmäßig zu Besuch. Ihre Kinder sowie ihr ältestes Enkelkind sind stets bemüht, Einkäufe, Behördenwege oder Arztbesuche zusammen mit Hrn. oder Fr. M. wahrzunehmen. Auch deren Nachbar*innen bieten regelmäßig Unterstützung an.

Hr. M. leidet seit mehreren Jahren an Morbus Parkinson und vor kurzem wurde eine beginnende Alzheimerdemenz (Symptome: situative und zeitliche Desorientierung) diagnostiziert. Weitere Nebendiagnosen sind ein medikamentös eingestellter DM Typ 2 und Osteoporose.

Vor Kurzem wurde Hr. M. stationär im Krankenhaus behandelt. Er war gestürzt und erlitt dabei eine Oberschenkelhalsfraktur links. Die Fraktur wurde operativ versorgt und eine Hüft-TEP implantiert. Aufgrund der Corona-Besuchsregeln konnte Hr. M. nicht sehr oft Besuch erhalten und war während des gesamten Krankenhausaufenthalts sehr weinerlich und traurig. Diese Gefühlssituation wirkte sich auch auf seine Mobilisierung aus. Obwohl er bei den Gehübungen und Mobilisationsversuchen noch sehr unsicher war, musste er aufgrund der dringend benötigten Betten für akute Fälle frühzeitig aus dem Krankenhaus entlassen werden.

Als er mit der Rettung zu Hause eintrifft, empfängt ihn seine Gattin. Sie wirkt auf die Rettungssanitäter*innen sehr unruhig und fahrig. Auf Nachfrage, wie es ihr geht, betont sie immer wieder, dass sie alles schaffen wird, denn sie wolle keine fremden Menschen im Haus. Sie hat sich auch vor dem Sturz um alles gekümmert, also wird sie es jetzt ebenso schaffen. Ihre Kinder sind voller Sorge und befürchten, dass Fr. M. die gesamte Situation überfordern könnte.

Hr. M. benötigt noch sehr viel Unterstützung. An- und Auskleiden ist für ihn sehr beschwerlich und ohne Hilfe nicht möglich. Auch die Körperpflege schafft er nicht selbst und seine Frau muss hier helfend einspringen.

Es hat den Anschein, als hätte er noch starke Schmerzen, obwohl er bei Nachfrage dies immer verneint. Vom Krankenhaus hat er keine Schmerzmittel mehr verordnet bekommen.

Er besteht auch darauf, sein Essen mundgerecht vorbereitet zu bekommen, da er meint, er schafft es nicht selbst, die Speisen zu zerkleinern.

Hr. M. benötigt Tag und Nacht Inkontinenzeinlagen, denn er hat Mühe, mit der Gehhilfe das WC rechtzeitig zu erreichen. Im Krankenhaus war er es gewohnt, nachts eine Harnflasche zu verwenden. Tagsüber trug er dort auch eine geschlossene Inkontinenzversorgung.

In der Nacht kann er nicht durchschlafen, das war schon vor dem Krankenhausaufenthalt so. Wenn er wach wird, weckt er seine Gattin, weil er mit ihr sprechen will. Diese hat dann Schwierigkeiten, ihn zu beruhigen und selbst wieder einzuschlafen. Sie ist tagsüber immer sehr müde.

Notizen

Fallbeispiel 57
Klientin mit Herzinsuffizienz und Ulcus cruris venosum

Fr. J. wohnt in einem Penthouse mitten in der Stadt. Sie hatte nie einen Mann oder Kinder. Sie lebt dort nur mit ihrem Haustier, Alice, einer Berner Sennenhündin. Mit ihr ging sie bis zum Sommer 2020 zweimal täglich spazieren.

Sie war immer freiberuflich als Künstlerin tätig und hat Geschirr entworfen und bemalt. Diesen Beruf, der für sie eine Berufung war, hat sie sehr gemocht.

Fr. J. ist seit Jahren Kundin einer mobilen Pflegeorganisation. Bis zum Sommer 2020 hatte sie sich zur Unterstützung einmal pro Woche eine Heimhilfe organisiert, welche die Wohnung putzte und sich ein wenig mit ihr unterhielt. Sie äußerte immer wieder, dass sie sich das mit 78 Jahren auch verdient habe und nicht immer alles selbst machen müsse.

Fr. J. leidet seit Jahren unter einer chronisch venösen Insuffizienz. Bis zum Sommer 2020 hatte sie bis auf Varizen und Ödeme keine Probleme damit. Die Hinweise seitens der Hausärztin, dass sie sich ihre Venen dehnen lassen sollte, damit es zukünftig zu keinen Problemen kommt, hat sie immer ignoriert. Sie sagte zur Heimhilfe, dass sie das nicht brauchen würde. Fr. J. ist eine starke Raucherin und raucht ca. 20 Zigaretten am Tag.

Im Frühsommer 2020 war ihr das erste Mal aufgefallen, dass ihre Beine immer öfter geschwollen waren und die Haut sich im Vorderfußbereich dunkel verfärbte. Aber sie versuchte, es zu ignorieren. Sie erzählte es jedoch einmal der Heimhilfe, die die Information an eine diplomierte Pflegeperson weiterleitete.

Diese führte mit Fr. J. ein Gespräch und gab ihr den Rat, zur Hausärztin zu gehen, um mit ihr alles abzuklären. Beim Besuch bei der Hausärztin verschrieb diese ihr eine Kompressionstherapie. Fr. J. fühlte sich bei dieser Therapie jedoch unwohl und sagte, dass sie die Kompression nicht vertrug. Sie wollte auch keinerlei zusätzliche Betreuung annehmen.

Im Herbst 2020 entwickelten sich am Unterschenkel kleine Wunden, die nicht heilten. Fr. J. benötigte einen täglichen Verbandswechsel. Die Wunden wurden immer größer und verschmolzen zu einer großen Wunde, die sich infizierte. Die Wunde breitete sich daraufhin auf den gesamten Unterschenkel aus und wurde immer größer. Der Wundrand war gerötet und geschwollen. Die Wunde sonderte eine große Menge gelblich-grünes Exsudat ab und roch süßlich.

Die täglichen Verbandswechsel wurden zur Qual für Fr. J. Trotz der Versorgung mit Xylocain-Gel vor dem Lösen des Verbands und der Einnahme von Hydal 4 mg eine Stunde zuvor gibt sie jedes Mal unerträglich brennende Schmerzen an. Die Dehnung der Venen lehnt sie nach wie vor ab.

Ihr Gangbild wirkt mittlerweile immer unsicherer. Sie geht gebückt und kann sich in der Wohnung nur fortbewegen, wenn sie sich abstützt. Die Teppiche in der Wohnung will sie nicht entfernen, da diese nach ihrer Aussage dazugehören und die Wohnung ansonsten leer wirkt. Ihr Zuhause ist in vielen Bereichen nicht barrierefrei und sie muss zum Duschen in eine Badewanne steigen. Sie führt ihre Körperpflege laut eigenen Angaben selbst durch und lehnt jede Hilfe von außen ab. Sie wirkt zunehmend ungepflegt, hat fettige Haare und einen unangenehmen Körpergeruch. Die Wohnung kann sie aufgrund der Schmerzen im Bein nicht mehr verlassen. Sie muss nun immer ihre Nachbarin bitten, dass sie mit ihrem Hund spazieren geht und die Einkäufe für sie erledigt.

Sie kocht noch selbst und bekommt weiterhin Unterstützung durch die Heimhilfe beim Putzen der Wohnung. Vor drei Tagen ist jedoch ihre Hündin erkrankt. Sie hat sich übergeben und Fr. J. ist völlig verzweifelt. Sie sagt, dass dies im Moment ihre größte Sorge ist und sie nicht weiß, was sie machen soll. Während des Gesprächs bricht sie in Tränen aus und sagt: „Wenn ich Alice nicht mehr habe, was bleibt mir dann"? Sie lässt sich von der Pflegekraft kaum mehr beruhigen.

Notizen

Fallbeispiel 58
Älterer Herr mit einer Amputation

Hr. S. ist ein Pensionist und lebt mit seiner Gattin am Rande einer größeren Stadt. Vor seiner Pensionierung arbeitete er als Bauarbeiter in einem großen Konzern. Er arbeitete sehr gerne, musste diese Tätigkeit aber aufgeben, da er an Diabetes mellitus Typ 2 erkrankte. Die Krankheit war lange Zeit unbemerkt geblieben und nach der Diagnose war es ihm nicht leichtgefallen, sich an das Therapieschema zu halten. Seine Werte waren sehr schlecht und er musste die vorerst orale medikamentöse Therapie auf Insulintherapie umstellen.

Nach mehreren Hausarztbesuchen, in denen Hr. S. ein ausführliches Informationsgespräch in Bezug auf seine Erkrankung sowie eine Einzelschulung bezüglich des Spritzens von Insulin bekommen hatte, führte er diese Injektionen stets gewissenhaft und selbstständig zu Hause durch.

Vor ein paar Wochen hat sich jedoch ein Ulcus Cruris am rechten Unterschenkel gebildet. Seine Frau, die die Wundversorgung anfangs selber durchführte, war mit der Betreuung dieser Wunde bald überfordert. Hr. S. kontaktierte deswegen die Wundambulanz im Krankenhaus. Er kam in Begleitung seiner Gattin und saß im Rollstuhl, da er sehr große Schmerzen hatte. Ein eigenständiges Gehen und sogar Stehen war für ihn fast unmöglich geworden. Der Ulcus Cruris wies eine stark gelbliche Fibrinschicht auf, die vom zuständigen Stationsarzt abgetragen und mit Madentherapie behandelt wurde. Die Wunde war jedoch bereits zu tief und jegliche Therapie war erfolglos. Aus diesem Grunde wurde Hr. S. stationär aufgenommen und es wurde bei der ärztlichen Visite das Thema Amputation angesprochen. Hr. S. hatte fast damit gerechnet und stimmte schweren Herzens zu.

In der Zeit vor der OP verwandelte sich der sonst so extrovertierte und mitteilungsbedürftige Mann in einen verschlossenen und wortkargen Menschen. Er vernachlässigte seine Körperpflege, er wollte keine Mahlzeiten mehr zu sich nehmen und wollte auch nicht, dass seine Frau ihn besuchte.

Nach mehreren Versuchen, mit ihm ins Gespräch zu kommen, äußerte er, „dass er nicht wisse, wie er den Alltag nach der Amputation schaffen solle". Er möchte nicht von anderen abhängig sein und die ganze Arbeit im Haus seiner Frau aufzwingen. Er sei schließlich der Mann im Haus und seine Frau habe nicht die Aufgabe, sich auch noch um ihn zu kümmern. Außerdem meinte er, er wisse, dass seine Freund*innen ihn bemitleiden.

Nach der Operation, die gut verlaufen ist, muss Hr. S. bis zur vollständigen Abheilung des Stumpfes aufgrund von Bettennot nach Hause entlassen werden. Etwaige Informationsgespräche mit Ärzt*innen und dem Pflegepersonal können ihm bis zur Entlassung keine Sicherheit vermitteln. Auch eine Aufnahme in einer Rehabilitationseinrichtung ist noch nicht in Sicht. Als die Rettung mit Hrn. S. zu Hause ankommt, ist seine Gattin völlig verzweifelt und äußert, dass sie sich hilflos und überfordert fühlt. Sie möchte ihrem Gatten beistehen und ihn unterstützen. Aber da er ihre Besuche im Krankenhaus ablehnte, weiß sie sehr wenig über sein Befinden und was sie tun kann.

Notizen

Fallbeispiel 59
Unzureichende extramurale Versorgung eines Klienten

Hr. G., 65 Jahre alt, lebt seit dem Tod seiner Gattin allein in einer Wohnung in einem Mehrfamilienhaus, in dem auch sein Bruder wohnt. Bis vor fünf Jahren war Hr. G. selbstständig und ging seiner Arbeit als Einzelhandelskaufmann nach. Vor drei Jahren verstarb seine Ehefrau nach mehreren Wespenstichen an einer allergischen Reaktion. Sein Bruder ist noch berufstätig, deshalb öfter unterwegs und seit dem Tod der Gattin gehen sich die beiden eher aus dem Weg. Durch den langjährigen insulinpflichtigen Diabetes mellitus Typ 2 ist Hr. G. seit einem Jahr Dialysepatient und wird dreimal in der Woche von der Rettung auf die nächstgelegene Dialysestation gebracht.

Seit dem Tod seiner Frau konsumiert Hr. G. vermehrt Alkohol und lebt in chaotischen Zuständen. In seiner ganzen Wohneinheit sind Reste von Essen, alte Zeitungen, Zigarettenstummel, Alkoholflaschen und vieles mehr verteilt. Er verbringt seit dem Tod seiner Ehegattin die meiste Zeit auf der Wohnzimmercouch, auf der er auch schläft. Die Couch ist bereits extrem verschmutzt. Er pflegt sich selbst kaum noch, vernachlässigt den Haushalt und auch alle anderen Lebensaktivitäten. Er isst kaum, trinkt aber einige Flaschen Alkohol (Bier und Wein) am Tag, raucht bis zu 40 Zigaretten und nimmt die verordneten Medikamente unregelmäßig.

Das Haus hat er seit dem Tod der Gattin aus Eigeninitiative nicht mehr verlassen, nur die Dialysebesuche nimmt er wahr. Hier wird der sich verschlechternde Zustand von Hrn. G. beobachtet und man empfiehlt ihm eine extramurale Versorgung. Er willigt ein und lässt die Insulingaben, BZ-Messungen und Tabletteneinnahme eine Zeit lang von der medizinischen Hauskrankenpflege managen. Außerdem kleidet sich Hr. G. regelmäßig nach der Unterstützung bei der Körperpflege auch frisch an. Nachdem er über ein paar Monate täglich von der HKP unterstützt wird und die Abrechnung monatlich eine beträchtliche Summe verschlingt, bittet er darum, nicht täglich, sondern nur mehr zweimal wöchentlich betreut zu werden. Er gibt an, dass er die Insulingaben, BZ-Messungen und Tabletteneinnahmen auch selbst schaffe. Daraufhin verschlechtert sich aber der körperliche Zustand von Hrn. G. zunehmend. Bei den Besuchen durch die HKP lehnt er die Körperpflege ab, er will sein Insulin nicht mehr und nimmt die Tabletten „irgendwie" ein. Er erwähnt öfter, dass er nur mehr zu seiner Frau wolle und sterben möchte. Die Sanitäter*innen finden ihn eines Morgens, als sie ihn zur Dialyse abholen wollten, regungslos auf dem Boden. Er hatte nach der Verabreichung des Insulins keine Mahlzeiten eingenommen und zeigt eine lebensbedrohliche Hypoglykämie. Der Notarzt wird alarmiert und Hr. G. in die Klinik eingeliefert. Dort kann sein Zustand stabilisiert werden.

Während des stationären Aufenthaltes werden vonseiten des Entlassungsmanagements mit der Casemanagerin der HKP, der Familie und Hrn. G. Gespräche geführt, wie seine Situation daheim verbessert werden könnte. Weder die HKP noch der Bruder finden einen geeigneten Zugang zu dem Klienten. Er ist der Meinung, dass alles in Ordnung wäre und er keine weitere Unterstützung bräuchte. Weitere Verwandte oder Freund*innen können nicht eruiert werden. Es geht daher auch eine Meldung an das zuständige Sozialamt.

Notizen

Fallbeispiel 60
Klient mit zunehmendem Pflegeaufwand

Hr. S. ist 83 Jahre alt und seit einer Rückenmarkläsion vor 13 Jahren auf den Rollstuhl angewiesen. Mit seiner Frau ist er seit 62 Jahren verheiratet und sie bewohnen eine geräumige Wohnung im Stadtzentrum. Er war früher in einer großen Firma in einer Führungsposition tätig und seine Frau kümmerte sich zu Hause um die gemeinsamen Kinder. Beide Kinder wohnen weit entfernt und besuchen ihre Eltern meist nur ein- bis zweimal im Jahr. Vor fünf Jahren wurde zudem bei Hrn. S. ein Glaukom diagnostiziert. Seine Sehfähigkeit nahm schnell ab und mittlerweile kann er nur Umrisse von Menschen und Gegenständen erkennen. Nach eigenen Aussagen kommt er allerdings gut mit seiner Erkrankung zurecht. Seine Lieblingsbeschäftigung ist es, Radio und klassische Musik zu hören, und er unterhält sich gerne mit Bekannten und Verwandten, die ihn nahezu täglich besuchen.

Im Herbst vergangenen Jahres wurde bei Hrn. S. ein Dekubitus Kategorie 3 im Krankenhaus diagnostiziert, der durch das tägliche lange Sitzen im Rollstuhl entstanden ist.

Seine Familie organisierte daraufhin eine medizinische Hauskrankenpflege, die täglich die Versorgung des Dekubitus übernimmt. Außerdem hat der Sohn aus der Ferne ein Pflegebett mit einer speziellen Wechseldruckmatratze organisiert. Damit er weiterhin am Leben teilhaben konnte, wurde das Pflegebett im Wohnzimmer aufgestellt. Die Idee der Familie war, dass sich Hr. S. auch tagsüber zwischendurch im Bett ausruhen und den Dekubitus entlasten könnte. Dieses Bett war Hrn. S. unangenehm und er wollte es nicht benutzen, schon gar nicht wenn Besuch kam. Er hatte peinlich genau eine Pro- und Kontra-Liste für das Pflegebett angefertigt und verbrachte seine Tage und Nächte lieber auf der Couch im Wohnzimmer. Dadurch kam es zu weiteren manifesten Rötungen an seinem Körper. Jegliche Mobilisationsversuche durch den extramuralen Dienst lehnte er ab. Von der HKP wurde er informiert, dass die Versorgung durch den Pflegedienst unter diesen Umständen nicht mehr durchführbar ist. Aufgrund dessen entschied er sich schließlich doch, das neue Bett zu benutzen.

Beim Transfer von der Couch in das Spezialbett fällt auf, dass Hr. S. eine geringe Körperspannung hat. Es fällt ihm auch schwer, den Oberkörper aufrecht zu halten. Von der DGKP darauf angesprochen, tut er dies ab und gibt an, jeden Tag mit seiner Frau die Mahlzeiten bei Tisch einzunehmen. Seine Frau senkt den Blick und bestätigt seine Aussage. Erst nach einigen Wochen kommt die Gattin auf die diensthabende DGKP zu und sagt ihr, dass er schon einige Monate nicht mehr mit ihr gemeinsam beim Tisch zu Mittag gegessen habe. Daraufhin wird Hr. S. wütend und schickt seine Frau aus dem Raum.

Hr. S. leidet, seit er nicht mehr täglich den Rollstuhl benützt, an Stuhl- und Harninkontinenz. Seine Beinmuskulatur zeigt einen deutlichen Schwund. Er kann oft nachts nicht mehr schlafen, da er unter neuropathischen Schmerzen in den Beinen leidet.

Bei der täglichen Wundversorgung fragt er immer nach, ob seine Wunde schon verheilt sei und wann er wieder kontinent sein wird. Er glaubt, die Inkontinenz hänge mit dem Dekubitus zusammen.

Seine Ehefrau hat zunehmend Schwierigkeiten, die Körperpflege und Inkontinenzversorgung bei ihrem Gatten allein durchzuführen, da ihre Arthrosen in den Händen und Schultern zu zunehmenden Schmerzen und Bewegungseinschränkungen führen. Sie hat schon kleine Stoffflicken zur zusätzlichen Inkontinenzversorgung geschnitten, da ihr der mehrfache Wechsel der Inkontinenzversorgung zunehmend schwerfällt. Trotz der Einlage ist das Leintuch täglich nass und wird von der HKP gewechselt. Sie bieten ihnen auch einen zusätzlichen abendlichen Besuch an, um Fr. S. zu entlasten, doch das lehnt Hr. S. wütend ab. Er ließe nicht zweimal täglich diese Tortur über sich ergehen, da seine Beine bei jeder Bewegung schmerzten und außerdem wolle er wieder auf die Couch, da hätte er keine Schmerzen gehabt.

Beim letzten Besuch der HKP konnte die DGKP Hr. S. davon überzeugen, ihn in den Rollstuhl zu mobilisieren. Anschließend saß das Ehepaar gemeinsam in der Küche, redete über die neuesten Nachrichten und lachte gemeinsam. Ein weiteres Angebot von der DGKP nach einem zusätzlichen Besuch lehnte er wiederholt ab.

Notizen

Fallbeispiel 61
Einschneidende Lebensveränderung eines Klienten durch eine schwerwiegende Erkrankung

Hr. M. ist 55 Jahre alt und erhält seit zwei Jahren Unterstützung durch den mobilen Pflegedienst. Der Klient war vor der Diagnosestellung ein lebenslustiger, aktiver und hochmotivierter Mann, der immer frohen Mutes durch das Leben ging. Dies änderte sich schlagartig, als plötzlich die Diagnose „transverse Myelitis" TH 6-9 unklarer Genese festgestellt wurde. Aufgrund des daraus resultierenden inkompletten Querschnitts sind einige körperliche Funktionen beeinträchtigt, sodass eine Anlage eines suprapubischen Blasenverweilkatheters und eine Stoma-Anlage unausweichlich waren. Im Laufe der Diagnosestellung bemerkten die Ärzt*innen, dass auch seine Blutzuckerwerte nicht im Normbereich lagen und stellten zusätzlich die Diagnose Diabetes mellitus Typ 2. Durch die Bewegungseinschränkungen und die psychische Belastungssituation bewegte sich Hr. M. meist gar nicht mehr und lehnte jegliche Unterstützung ab. Die Pflegepersonen und die Familie sahen ihn zumeist liegend im Bett oder sitzend im Rollstuhl. Im Umgang mit seiner Ehefrau war er schroff, wie auch zu den Pflegepersonen, und es kamen bösartige und aggressive Äußerungen gegenüber allen Personen, die mit ihm zu tun hatten. Sehr oft stellte er die Frage „Warum gerade ich?". Seine Verzweiflung wurde von Tag zu Tag größer. Die Pflegegeldeinstufung ergab die Stufe 5, was für ihn ein einschneidendes Erlebnis war. Er äußerte wiederholt, sich nun nicht mehr als Mann, sondern als Wrack zu fühlen, dem alles Wichtige genommen wurde. Er wolle lieber sterben, als diese Tragödie länger erleben zu müssen. Erschwerend kam hinzu, dass das Haus, in dem er mit seiner Familie wohnte, nicht barrierefrei und nicht an seinen Pflegebedarf angepasst war. Das schränkte seine Selbstständigkeit zusätzlich massiv ein. Trotzdem er seine Hände uneingeschränkt einsetzen konnte, kam er im Rollstuhl nicht allein vom Wohnzimmer in das Schlafzimmer oder ins Freie. Auch die Tatsache, dass der Klient eine permanente Harnableitung und Stoma-Anlage hatte, machte ihm sehr zu schaffen. Er drehte bei der Versorgung der Ausscheidungen immer den Kopf zur Seite, schloss die Augen und äußerte, sich auch vor seiner Frau zu schämen. Er fühle sich „wie ein kleines Kind", wenn er von ihr versorgt wird.

Hr. M. wurde zunehmend trauriger und in sich gekehrter, teilweise verbal und körperlich aggressiv gegenüber seiner Ehefrau und wies jeglichen Zuspruch seiner Familie zurück.

Fr. M. war sehr verzweifelt und nahm selbst Kontakt mit einer Psychologin auf, um sich ihren Schmerz von der Seele reden zu können.

Notizen

Fallbeispiel 62
Patient mit multifaktoriellen Gesundheitsproblemen

Hr. G. ist ein 52-jähriger Mann aus Tirol mit mehreren gesundheitlichen Problemen.
Vor 20 Jahren wurde bei ihm Diabetes diagnostiziert. Vor 5 Jahren erlitt er einen Myokardinfarkt (MCI), der mit einem vierfachen Bypass versorgt wurde. Kurz darauf erlitt er einen Apoplex (CVA), der eine Hemiparese verursachte. Er erhält zurzeit eine tägliche Wundversorgung seines großen Unterschenkelgeschwüres durch die mobile Pflege und Betreuung. Durch dieses Ulcus Cruris ist seine Mobilität einschränkt. Er ist außerdem blind auf einem Auge und fast blind auf dem anderen.

Vor dem Beginn seiner physischen Eingeschränktheit arbeitete Hr. G. als Sozialarbeiter in Innsbruck, war beruflich erfolgreich und trug große Verantwortung. Er sah sich selbst als „eine wichtige Person in der Welt, die respektiert wurde und angesehen war." Nach seinem ersten Myokardinfarkt und dem darauffolgenden Schlaganfall konnte Hr. G. nicht mehr arbeiten und verlor fast sein Zuhause und sein Auto. Seine Krankheit schritt fort und als die mobile Pflege die Versorgung übernahm, war er an seine Wohnung gebunden, schwach und unfähig, selbstständig die Tätigkeiten des täglichen Lebens auszuführen. Er ist komplett von seiner Ehefrau, die ebenfalls gesundheitliche Probleme hat, und seinem 18-jährigen Sohn (dieser lebt noch daheim und hat die Schule abgebrochen, um seine Eltern zu unterstützen) abhängig. Hr. G. denkt von sich selbst, er würde die Krankheit zielstrebig und mit Humor nehmen. Aus Sicht der betreuenden Pflegepersonen gelingt ihm dies nicht wirklich. Er beklagt den Verlust an physischen Fähigkeiten und die daraus resultierende Abhängigkeit von anderen. „Jeden Tag finde ich etwas Neues, dass ich nicht tun kann. Ich hasse es, von allen abhängig zu sein, ich kann nicht einmal eine Flasche Wasser öffnen oder eine Nummer im Telefon eingeben", sagt er zur betreuenden Pflegeperson. Er erinnert sich an die Vergangenheit, als er Läufer war und Marathons laufen konnte und verspürt tiefe Traurigkeit, als er sein atrophisches Bein betrachtet. Er spricht von „einer Traurigkeit, die nie weggeht." Trotz seiner gravierenden Einschränkungen versucht er jedoch an den meisten Tagen, optimistisch, humorvoll und an der Welt interessiert zu bleiben. Manchmal versucht er, kleine Dinge zu bewältigen, wie das Zähneputzen und Haarekämmen. Er spricht oft davon, dass er sich wünschen würde, mehr tun zu können und er nimmt Vorschläge gerne an, die ihm dabei helfen, dieses Ziel zu erreichen.

Notizen

Fallbeispiel 63
Patient nach Apoplex

Hr. R., 54 Jahre, erlitt vor vier Wochen einen cerebralen Insult. Ein aktuelles CT des Schädels zeigt erneut ein kleines thrombotisches Geschehen in der rechten Arteria cerebri media. Da es danach zu keinen weiteren Ausfällen bzw. Problemen kommt, kann Hr. R. neurorehabilitativ weiterversorgt werden. 3 Wochen lang befindet sich Hr. R. auf der Neuroreha-Station. Das Training im Bereich der Selbstpflege, die physiotherapeutische Behandlung und die Logotherapie sollen auch ambulant weitergeführt werden. Beim Aufnahmegespräch mit der extramuralen Pflege zeigt Hr. R. eine deutlich ausgeprägte Hemiparese rechts an der oberen und unteren Extremität. Hr. R. ist Rechtshänder und kann mit einem Stock unter Anleitung gehen. Er setzt sich selbstständig auf und den Transfer vom Bett in den Rollstuhl führt er unter Anleitung sicher durch. Hr. R. kann selbstständig Essen zu sich nehmen, wenn ihm dieses vorbereitet und geschnitten wird.

Die Reha-Einrichtung berichtet, dass Hr. R. Schwierigkeiten hat, seine physischen Defizite zu erkennen und zu akzeptieren. Er lehnt häufig die Zusammenarbeit mit der Physiotherapie ab und befolgt auch deren Anweisungen nicht. Zu Beginn der Reha ist eine Einzelbeobachtung von Hrn. R. erforderlich, um das Sturzrisiko zu minimieren. Er versucht mehrmals, die Reha-Einrichtung alleine zu verlassen, mit der Begründung, sich Sorgen um seine Kinder zu machen. Es wird ebenso berichtet, dass Hr. R. zornig und wütend (auch verbal ausfällig) gegenüber seinem älteren Bruder wurde, der gemeinsam mit seiner Schwester auf die noch nicht erwachsenen Kinder aufpasst bzw. für diese sorgt.

Hr. R. leidet aktuell an einer motorischen Aphasie, was seine Kommunikation einschränkt. Seine Sprache ist sehr langsam und abgehackt, aber er kann Wünsche mitteilen und seinen Ärger äußern. Er hadert nach eigenen Angaben mit seinem Schicksal, besonders, weil er möglicherweise seinen aktuellen Beruf nicht mehr ausüben kann. Hr. R. ist Eigentümer und Manager eines Reitstalls. Auch die Rolle als sorgender Vater für seine Kinder sieht er in Gefahr. Derzeit ist es ihm nicht möglich, mit einem Auto zu fahren und ohne Stock zu gehen. Hr. R. ist seit 6 Monaten von seiner

Frau (nach 20-jähriger Ehe) geschieden und hat das Sorgerecht für seine Kinder. Er soll nun nach Hause entlassen werden.

DATEN aus der ANAMNESE der extramuralen Pflege:

Hr. R. leidet unter einer Hypertonie und nimmt zurzeit seine Medikamente nicht. Er hat bereits seit vielen Jahren ca. 15–20 kg Übergewicht, seine Ernährung besteht aus fetten und cholesterinreichen Nahrungsmitteln (vorwiegend Fleisch). Er raucht seit 30 Jahren ca. 2 Packungen Zigaretten pro Tag, nimmt an keinen Aktivitäten zur Bewegungsförderung teil bzw. betreibt keinen Sport. Als Eigentümer des Reitstalls war er aber immer körperlich aktiv, da er bei der Pflege seiner 36 Pferde mithalf. Ein Alkoholabusus ist bekannt, Hr. R. trank 15 Jahre lang keinen Alkohol. In den letzten 6 Monaten hat er aufgrund des Sorgerechtsstreits wieder zu trinken begonnen. Die 19-jährige Tochter erzählt der Pflegeperson, dass ihr Vater ihr geschworen hätte, vorsichtig mit dem Trinken umzugehen und er versicherte ihr, dass er das Trinken unter Kontrolle hätte. Sie ersuchte die Pflegeperson, das Jugendamt nicht zu informieren. Die drei Kinder (19, 16 und 12 Jahre) leben beim Vater in einer ländlichen Gegend, in der es keine öffentlichen Verkehrsmittel und Transportmöglichkeiten gibt.

Während der Reha kümmern sich der ältere Bruder und die Schwester von Hrn. R. um die Kinder. Sie sind zu ihnen ins Haus gezogen. Die Pflegekarenz der Geschwister von Hrn. R. läuft in Kürze aus. Hr. R.s Ex-Frau zeigt kein Interesse, die Obsorge für die Kinder zu übernehmen. Hr. R. ist mit physischer und finanzieller Abhängigkeit konfrontiert. Unterstützung erhält er von seinen Geschwistern und von einigen Eigentümer*innen der Pferde, die im Reitstall eingestellt sind. Er ist hin- und hergerissen zwischen der Wut auf seinen älteren Bruder, der ihm die Rolle des sorgenden Vaters wegnimmt, und andererseits der Dankbarkeit ihm gegenüber, da er sich sorgt und ihn unterstützt. Aktuell merkt er an, dass er keine Unterstützung braucht und seine 19-jährige Tochter sich um alles kümmert.

Notizen

Fallbeispiel 64
Patient mit COPD

Hr. F. ist ein 78-jähriger Mann, der schon länger an einer chronisch obstruktiven Lungenerkrankung (COPD) leidet. Während der letzten sechs Monate musste er dreimal wegen einer respiratorischen Dekompensation ins Krankenhaus eingeliefert werden. Die DGKP einer extramuralen Pflegeeinrichtung führt einen Hausbesuch durch, um seine Möglichkeiten, sich um seinen Gesundheitszustand selbst kümmern zu können, abzuklären.

Hr. F. lebt mit seiner 76-jährigen Frau in einem bescheidenen Zuhause. Sie haben einen verheirateten Sohn, der ca. 90 Fahrtminuten entfernt wohnt und der häufig auf Geschäftsreisen ist. Die Schwiegertochter kommt einmal im Monat, um mit Fr. F. einkaufen zu gehen und um die Schwiegereltern zum Arzt zu bringen. Fr. F. kocht und unterstützt ihren Mann bei Bedarf bei der Körperpflege und in anderen Bereichen.

Das Ehepaar F. erhält Gesundheitsdienstleistungen vom Hausarzt. Sie bekommen die jährliche Grippe- und die Pneumokokken-Impfung.

Hr. F. verwendet einen Rollstuhl für größere Distanzen und einen Gehstock sowie geringe Unterstützung von einer weiteren Person, um vom Krankenhausbett zum Lehnstuhl oder zum Leibstuhl zu kommen. Er hat eine Harnflasche in Reichweite, weiters gibt es im Bad eine Einsteighilfe für die Badewanne und einen beweglichen Duschkopf.

Hr. F. ist zeitlich, örtlich und zur eigenen Person gut orientieren. Die Vitalparameter sind: 37 °C Körpertemperatur, RR 130/82 mmHg, Puls 86 (regelmäßig), 22 Atemzüge/min. Er zeigt Atemnot bei Belastung. Hr. F. benötigt eine nasale Sauerstoffgabe von 2 l/min und er verwendet dafür einen 24-Stunden-Sauerstoffkonzentrator. Die Sauerstoffsättigung liegt mit dieser Therapie bei 94 %. Er zeigt Atemgeräusche (Giemen und raues Krächzen am Lungengrund), welche manchmal nach heftigem anstrengendem Husten verschwinden. Das Sputum ist mäßig im Umfang, dickflüssig und weiß.

Hr. F. weiß über seine Medikamente Bescheid, kann selbstständig mit seinem Inhalationsgerät umgehen und nimmt die verschreibungs- und nicht verschreibungspflichtigen Medikamente in der richtigen Art und zur richtigen Zeit ein. Er beschreibt der DGKP den Zeitplan seiner Medikation, die

Wirkungen und Nebenwirkungen der Medikamente und zeigt den korrekten Umgang mit dem Inhalationsgerät. Er erzählt, dass sein Bruder ein Peak-Flow-Meter verwendet um *„seine Atmung zu messen"* und dass er sich zwar nach den Krankenhausaufenthalten besser fühlen würde, dass diese aber schwierig für seine Familie seien. Er meint pragmatisch, dass er „auf sich besser aufpassen" wolle und fragt die DGKP der extramuralen Einrichtung, ob *„das Messen der Atmung" (Peak-Flow-Messung)* helfen könnte, die Häufigkeit der Krankenhausaufenthalte zu verringern.

Notizen

Setting Pädiatrie

Fallbeispiel 65
Kind mit Tonsillektomie

Der 6-jährige Maximilian H. wird heute geplant zur Tonsillektomie auf der Kinderchirurgie aufgenommen. Die Operation wird morgen durchgeführt, heute stehen noch Blutuntersuchungen und interne Freigabe auf dem Programm. Für den Aufenthalt wird er von seinem Vater, zu dem er ein inniges Verhältnis hat, begleitet. Hr. H. ist 62 Jahre alt und Chef einer großen Firma. Er vergöttert seinen Sohn und ist immer für ihn da. Maximilians Mutter ist mit der 12-jährigen Tochter daheim.

Maximilian hatte in den letzten Jahren und vor allem in den letzten 5 Monaten sehr häufig eine eitrige Angina (Tonsillitis), weshalb die Ärzt*innen dringend zu einer Tonsillektomie geraten haben. Der Termin wurde langfristig geplant und Maximilian wurde gemeinsam mit seinem Vater mehrmals von der Chirurgin und einer HNO-Ärztin über die OP aufgeklärt. Er weiß, warum er ins Krankenhaus muss, dass er operiert wird und dass sein Vater bei ihm bleiben darf. Als Sie zum Aufnahmegespräch kommen, finden Sie Maximilian und seinen Vater in entspannter Atmosphäre in ihrem Zimmer vor. Sie haben bereits alles für die OP mitgebracht (OP-Hemd, Häubchen ...). Weiters haben Sie alles für die Blutabnahme und einen Harnbecher mit. Als Maximilian, der alles genau wissen will und sehr interessiert an Ihrem Equipment ist, auch die Nadeln sieht, verändert sich plötzlich seine Stimmung. Sie erklären ihm genau, was Sie jetzt machen werden (Vitalparameter messen, Blutentnahme ...). Von den Ärzt*innen haben Sie erfahren, dass Maximilian bereits gut über alles informiert und aufgeklärt ist und dass er gar keine Angst hat. Die Situation stellt sich aber plötzlich ganz anders dar, Maximilian weigert sich „mit Händen und Füßen" gegen die Blutabnahme. Sein Vater erwähnt, dass die Ärzt*innen davon nichts erwähnt hätten. Außerdem sagt Hr. H., dass Maximilian sehr schlechte Erfahrungen mit Blutabnahmen und Spritzen gemacht habe und seither große Angst davor hat. Sie versuchen, ein bisschen etwas über die Erlebnisse von Maximilian herauszufinden, aber der Vater war damals nicht dabei. Da wurde das Kind von seiner Mutter begleitet. Sie haben das Gefühl, dass die vergangene Erfahrung auch der Grund ist, warum die Mutter ihren Sohn nicht ins Krankenhaus begleitet hat, sondern der Vater. Maximilian lässt sich kaum beruhigen, er weint und strampelt. An eine Blutabnahme ist in dieser Situation nicht zu denken. Sie verlassen das Zimmer, um den beiden die Möglichkeit zu geben, sich wieder zu beruhigen und um mit der Ärztin zu telefonieren, um das weitere Vorgehen zu besprechen.

Nach einiger Zeit kommen Sie wieder in das Zimmer. Maximilian wirkt wieder entspannt. Er spielt mit seinem Vater. Ein Gespräch mit den beiden ist jetzt möglich und Sie versuchen, herauszufinden, was Maximilian alles über die OP und das „Drumherum" weiß. Sie identifizieren, dass sowohl Maximilian als auch sein Vater wichtige Informationen für und rund um die OP nicht haben. Der Vater erwähnt, dass bei den Vorgesprächen und Untersuchungen immer die Mutter dabei gewesen ist. Er erwähnt, dass seine Frau noch immer traumatisiert von Maximilians Krankenhausaufenthalt von vor zwei Jahren ist und er deshalb seinen Sohn begleitet hätte. Damals hatte Maximilian sich bei einem Sturz den Arm gebrochen, wurde mit der Rettung in ein Unfallkrankenhaus gebracht und dort dann operiert. In diesem Krankenhaus gab es keine Kinderstation, Kinder wurden in einem „Kinderzimmer" auf der Erwachsenenstation betreut. Das Personal hatte wenig Erfahrung im Umgang mit Kindern. Maximilian wurde damals von mehreren Personen zur Blutabnahme festgehalten und hätte „wie am Spieß" geschrien, erzählt sein Vater. Es hätte sehr lange gedauert, bis er sich wieder beruhigt hatte. Der Umgang mit dem Kind war für die Mutter fast nicht zu ertragen, man hatte ihr zwar erlaubt, im Zimmer zu bleiben, sie aber angewiesen, sich während dieser Prozedur vom Kind fernzuhalten. Seither kann die Mutter Maximilian zu solchen Untersuchungen oder Eingriffen nicht mehr begleiten, weil sie sehr große Angst hat.

Notizen

Fallbeispiel 66
Kind mit Phimose

Der 3-jährige Lukas wird heute geplant zur Phimose-OP auf der Kinderchirurgie aufgenommen. Die Mutter bringt alle Befunde mit. Lukas wirkt ganz entspannt und scheint gar keine Angst zu haben. Seine Mutter, Fr. H., wirkt ebenfalls entspannt und gar nicht besorgt oder ängstlich.

Der Kinderurologe hat auch schon angerufen und Sie über die OP-Vorbereitungen informiert. Die Operation ist für 10:30 am Vormittag geplant. Lukas und seine Mutter spielen noch, bis er zur OP abgeholt wird. Fr. H. darf bis in den Vorbereitungsraum mitgehen und auch im Aufwachraum dann bei ihrem Sohn sein. Das Kind ist entspannt und interessiert am Geschehen. Die Entlassung ist für morgen geplant.

Als Lukas nach problemloser OP mit seiner Mutter zurück auf die Station kommt, weint er und jammert, dass sein „Pipimann sooo weh tut". Er hat im Aufwachraum noch eine Infusion mit Perfalgan gegen die Schmerzen erhalten. Fr. H. möchte, dass Sie dem Kind noch einmal ein Schmerzmittel geben. Lukas weint und sagt, dass er großen Durst und Hunger hat. Die Mutter wirkt jetzt nicht mehr so entspannt wie vor der OP, sondern sehr ängstlich. Sie unterstützen sie beim ersten Windelwechsel. Als Fr. H. den blutigen Verband sieht, wird ihr schlecht und sie kollabiert fast. Lukas bekommt große Angst, weil seine Mutter ganz verändert ist. Sie rufen Ihre Kollegin zur Hilfe und die Situation beruhigt sich rasch wieder.

Sie kommen am späteren Nachmittag wieder in das Zimmer, um nach dem kleinen Patienten zu sehen und um die Mutter für die Versorgung der Wunde daheim zu unterweisen. Fr. H. kann Ihnen nicht folgen, weil sie die Wunde des Kindes nicht ansehen kann. Sie erzählt Ihnen, dass sie noch nie Blut sehen konnte und auch bei Verletzungen nicht hinsehen kann. Die Mutter ist verzweifelt, weil sie nicht weiß, wie sie das Kind daheim versorgen soll. Sie fühlt sich nicht in der Lage, den „verwundeten Penis" ihres Sohnes anzufassen, zu reinigen und zu versorgen.

Fr. H. ist alleinerziehend. Der Vater hat zwar lose Kontakt zu seinem Sohn, kommt aber meist nur für eine kurze Zeit vorbei, um mit Lukas ein bisschen zu spielen. Mehr Verantwortung für das Kind möchte er nicht übernehmen. Er war auch sehr aufgebracht, als er von der geplanten Zirkumzision seines Sohnes hörte. Aus seiner Sicht ist das eine Verstümmelung seines Kindes. Fr. H. hatte versucht, zu erklären, dass hier eine medizinische Indikation besteht. Das konnte der Vater nicht nachvollziehen und er hat Fr. H. erklärt, dass sie ihn nicht um Hilfe zu bitten braucht. An so einer „barbarischen Aktion" gegen seinen Sohn möchte er nicht beteiligt sein. Fr. H. hat das alleinige Sorgerecht.

Notizen

Fallbeispiel 67
Kind mit Commotio Cerebri

Die 7-jährige Florentina ist mit ihrer Mutter und ihrem 6-jährigen Bruder Kilian auf einem Bauernhof. Die Kinder sollen sich ein kleines Kätzchen aussuchen. Während die Geschwister mit den Katzenkindern in der Scheune spielen, sitzen die Mutter und die Bäuerin in der Stube, besprechen die Katzenpflege und was bei einem kleinen Kätzchen zu beachten ist. Plötzlich hören die beiden Frauen lautes Geschrei. Sie rennen in die Scheune und sehen das kleine Mädchen auf dem Boden liegen. Es bewegt sich kaum. Der Bruder schreit laut und ist kaum zu beruhigen. Florentinas Mutter wählt den Notruf und versucht, den Jungen zu beruhigen. Florentina ist mittlerweile wieder ansprechbar. Sie kann sich nicht erinnern, was geschehen ist. Die Rettung und der Notarzt treffen kurz darauf ein. Die Vitalparameter der Kleinen sind so weit in Ordnung, der Blutdruck etwas niedrig. Das Kind hat eine große Beule am Hinterkopf und erscheint sehr blass. Der Arzt diagnostiziert aufgrund der Symptome eine Commotio cerebri und informiert die Mutter, dass das Kind zur Überwachung ins Krankenhaus müsse. Für die Mutter ist das ein großer Schock, auch deshalb, weil ihr Mann für zwei Wochen im Ausland weilt und sie mit den Kindern allein ist. Es gibt zwar eine Oma, aber die wohnt ca. 80 km entfernt und hat kein Auto.

Kilian ist noch immer völlig aus dem Häuschen und weint, weil er sehr große Angst um seine Schwester hat. Die Mutter weiß nicht, um welches Kind sie sich zuerst kümmern soll. Schließlich beschließt man, dass Florentina mit der Rettung ins Krankenhaus fahren soll und die Mutter mit dem Bruder hinterher.

Auf der Fahrt ins Krankenhaus erbricht Florentina mehrmals und schreit fürchterlich, weil sie ihre Mutter bei sich haben will. Im Krankenhaus angekommen ist sie nass geschwitzt und schläfrig. Sie wird sofort in den Schockraum gebracht. Als die Mutter mit Kilian in die Klinik kommt, erfährt sie, dass Florentina gerade im CCT zur Untersuchung sei und sie dann auf der Kinderchirurgie aufgenommen wird. Mittlerweile ist es 18:30. Die Mutter kann bereits auf die Station gehen und dort auf sie warten. Auf der Station angekommen wird sie von einer DGKP empfangen und in ein Mutter-Kind-Zimmer gebracht. Der 6-jährige Kilian darf auch bleiben, da so kurzfristig keine Aufsichtsperson für ihn organisiert werden konnte.

Nach einiger Zeit wird Florentina ins Zimmer gebracht. Sie ist an einen Monitor angeschlossen, sieht sehr blass aus und ist sehr müde. Sie klagt über starke Kopfschmerzen und Übelkeit. Im Schockraum hat sie einen venösen Zugang am rechten Unterarm erhalten, in den eine Infusion tropft. Die Mutter erfährt von der Ärztin, dass nichts gebrochen ist, aber Florentina eine schwere Gehirnerschütterung hat. Der Unfallhergang ist nach wie vor unklar. Sofort kümmert sich die Mutter um ihre verletzte Tochter, Kilian sitzt auf dem Zusatzbett und weint. Die Mutter wird von der Ärztin für ein Gespräch nach draußen gebeten. Die DGKP stattet währenddessen den Schrank im Vorraum für die Betreuung der kleinen Patientin aus. Sie bemerkt, dass Kilian zu seiner Schwester herantritt und versucht, sie zu zwicken und zu schlagen. Florentina weint, sagt aber nichts. Die DGKP versucht, Kilian von Florentina zu trennen, woraufhin der Kleine aggressiv wird und auf sie einschlägt. Durch den Lärm aufmerksam geworden, betreten die Ärztin und die Mutter das Zimmer. Sie blickt entsetzt auf ihren Sohn. Im Gespräch hat die Ärztin sie informiert, dass Florentina berichtet hätte, dass Kilian sie immer wieder schlägt, zwickt, beißt und schubst.

Darauf angesprochen, schreit Kilian, dass er seine Schwester in der Scheune von einem Traktoranhänger gestoßen hätte. Die Kinder sind darauf geklettert und haben die Kätzchen von oben beobachtet. Florentina wollte unbedingt die rot getigerte Katze, Kilian die schwarze. Ihre Mutter hatte gemeint, eine schwarze Katze komme ihr nicht ins Haus und sie fände auch die rote Tigerkatze sehr süß. Florentina hatte daraufhin ihren Bruder geärgert, weil ihr Wunsch berücksichtigt wurde. Das machte Kilian sehr wütend und er schubste seine Schwester mit den Worten: „Du blöde Kuh, ich hasse dich, immer muss alles nach deiner Pfeife gehen!" Als die Schwester dann bewusstlos am Boden lag, tat ihm das sehr leid. Die Mutter ist sehr wütend auf den Sohn, weil er schon wieder „ihre kleine Prinzessin" verletzt hat. Offensichtlich ist es schon öfter vorgekommen, dass Kilian aus Eifersucht gegenüber seiner großen Schwester gewalttätig geworden ist.

Die Mutter beschließt, den Sohn am nächsten Morgen von der Oma abholen zu lassen, weil sie sich jetzt um ihre Tochter kümmern und sie dann daheim auch weiterhin überwachen muss und „keinen Nerv für den bösen

Sohn habe", wie sie sagt. Sie müsse auch von den Pflegepersonen noch eingeschult werden, worauf sie zu achten hat. Kilian sitzt in einer Ecke auf seinem Bett und weint.

Notizen

Fallbeispiel 68
Kind mit akuter Bronchitis

Theo ist ein 18 Monate alter Junge, der von seiner Mutter am späten Nachmittag in die Kinderambulanz gebracht wird. Am Ambulanzschalter gibt die Mutter an, dass ihr Kind seit einigen Tagen immer wieder hohes Fieber hat. Außerdem hat er Husten, Schnupfen und Atembeschwerden. Etwas verzweifelt fügt sie hinzu, dass Theo in den letzten Monaten mehrmals krank war und sein Husten nie richtig weggegangen ist. Aktuell habe er wieder über 39 °C Fieber und schlafe die meiste Zeit. Die letzten Tage hätte er wenig gegessen, heute eigentlich gar nichts mehr. Heute sei er schon so schwach, weshalb sie nun schnell in die Ambulanz gekommen ist, meint die Mutter nervös. Überhaupt sei sie sehr besorgt, weil sie zu Hause noch zwei weitere Kinder zu versorgen hat, Zwillingsmädchen im Alter von 6 Jahren, die gerade bei der Nachbarin sind. Sie ist seit ein paar Monaten alleinerziehend und deswegen gerade sehr im Stress, weil sie nicht weiß, wie sie diese Situation handhaben soll. Der Vater kümmert sich nicht um die Mädchen und diese haben noch nie auswärts geschlafen. Sie muss also unbedingt wieder heimfahren. Sie wird sofort in das Aufnahmezimmer zur weiteren Untersuchung geschickt.

In der Kinderambulanz fällt auf, dass Theo „nasenflügelt" und tachypnoeisch ist. Die Pflegeperson bittet die Mutter, das Kind auf die Liege zu legen und auszukleiden. Es zeigen sich interkostale Einziehungen. Die Windel des Jungen ist trocken. Theo fühlt sich sehr warm an, was sich auch an der im Ohr gemessenen Temperatur von 39,7 °C zeigt. Eine Pulsoxymetrie wird am linken Fuß angebracht und zeigt folgende Werte: SpO2 93 %, Herzfrequenz 118/min. Die Pflegeperson erklärt Theo nebenher alle Tätigkeiten, die sie an ihm durchführt, in kindgerechter Sprache. Er lässt alles über sich ergehen, schaut aber weinerlich seine Mama an. Um die Pulsoxymetrie am Fuß in Position zu halten, werden Theo die Socken wieder angezogen. Die Pflegeperson hat für die Mutter einen Sessel bereitgestellt und bittet sie, Theo wieder auf den Arm zu nehmen, damit er sich nicht aufregt. Bei der Auskultation der Lunge durch den Kinderarzt bleibt Theo ruhig und feuchte Rasselgeräusche werden diagnostiziert.

„Der kleine Theo darf nun einmal im Krankenhaus schlafen. Zuerst machen wir noch ein schönes Foto von dir und einen kleinen Stich müssen wir auch machen, damit ich dein Blut untersuchen kann, dann zeigen wir dir dein Zimmer", sagt der Arzt.

Weitere Anordnungen des Arztes: Flüssigkeitsbolus Elomel Isoton 200 ml i. v. über 4 Stunden, Thoraxröntgen, Sauerstoffgabe wenn die Sauerstoffsättigung unter 93 % abfällt, Feuchtinhalation mit Sultanol sechsmal täglich und Pulmicort dreimal täglich.

Als die Mutter hört, dass ihr Kind stationär aufgenommen werden muss, beginnt sie zu weinen. Auch der kleine Theo beginnt unruhig zu werden und weint.

Notizen

Fallbeispiel 69
Kind mit akuten Bauchschmerzen

Der 7-jährige Simon wird von den Eltern am späten Nachmittag in die Kinderambulanz gebracht. Er musste heute Vormittag wegen akuter Bauchschmerzen und Erbrechen im Turnunterricht von seinem Vater von der Schule abgeholt werden. Zu Hause legte ihm die Mutter ein warmes Kirschkernsackerl auf, woraufhin sich wieder alles beruhigte. Die letzten Tage war er gesund und in der Familie ist sonst niemand krank. Er aß am Nachmittag dann sogar eine Haferflockensuppe, erbrach aber danach wieder spontan und klagte über „Bauchstechen". Weil er Fieber entwickelte (38,4 °C) und mit angezogenen Beinen im Bett lag, vermuteten die Eltern eine Blinddarmentzündung und fuhren ins Krankenhaus.

Simon ist ein eher dünnes Kind, er wiegt laut Angaben der Mutter ca. 19 kg bei einer Körpergröße von 120 cm. Er wirkt blass und krümmt sich bei der Aufnahme vor Schmerzen. Er klammert sich an die Hand seines Vaters und der Mutter. Das Kind wirkt sehr ängstlich, die Eltern versuchen ihn zu beruhigen, er spricht gut darauf an. Es erfolgt eine klinische Untersuchung durch den Kinderchirurgen. Bei der Palpation des Abdomens durch den Arzt zeigt Simon eine deutliche Abwehrspannung in der Unterbauchgegend. Der Arzt bittet die anwesende Pflegeperson, alles für einen Venenzugang und eine Blutabnahme (BB, CRP, Gerinnung, BGA) vorzubereiten.

Ein abdomineller Ultraschall wird durchgeführt. Während der Untersuchung erbricht das Kind erneut. Der Arzt ruft nach einer Nierentasse. Das Erbrochene ist schleimig. Simons Eltern sind sehr besorgt und fragen, ob Simon notoperiert werden muss. „Wahrscheinlich ja, das sieht ganz nach einer Blinddarmentzündung aus, deine Eltern haben die Situation schon richtig eingeschätzt", sagt der Kinderchirurg in Richtung Simon. Die Mutter äußert, dass sie sich ärgert und kränkt, weil sie ihrem Kind noch etwas zu Essen gegeben hat. Sie hätte es besser wissen müssen, schließlich sei sie doch mal Krankenpflegerin gewesen, zwar im Altersheim, aber das hätte sie doch erkennen müssen! Sie arbeitet seit der Geburt des Kindes nicht mehr im Pflegeberuf, sondern macht nun die Buchhaltung für ihren Mann, der ein Bauunternehmen hat.

Nachdem alle Befunde erhoben wurden, bestätigt der Kinderchirurg die Verdachtsdiagnose „akute Appendizitis" und ordnet eine stationäre Aufnahme an.

Der kleine Patient wird auf der Kinderstation aufgenommen und die aufnehmende Pflegeperson wird gebeten, alles für die OP vorzubereiten. Die Eltern wollen auch in der Nacht beide bei dem Kind bleiben. Als die Pflegeperson das entkleidete Kind sieht, bemerkt sie Rötungen in den Kniekehlen und in den Ellenbeugen. Die Eltern geben an, dass Simon seit seiner Geburt an Neurodermitis leidet. Derzeit sei aber alles gut.

Weitere Informationen zur Familie: Mutter 36 Jahre alt, Vater 38 Jahre alt, verheiratet. Simon ist ein Einzelkind, die Familie isst ausschließlich vegetarisch. Sie wohnen ca. 30 Minuten vom Krankenhaus entfernt. Das ist Simons erster Aufenthalt im Kinderkrankenhaus.

Notizen

Fallbeispiel 70
Säugling mit akuter Atemwegsinfektion

Lisa ist 4 Monate alt, wiegt 5.500 g und wurde wegen einer RSV-Bronchiolitis in der Nacht um 3:00 stationär aufgenommen. Sie liegt mit ihrer Mutter in einem Isolierzimmer auf der Kinderstation. Zum Zeitpunkt der Aufnahme hatte Lisa eine Sp02 von 90 %, eine Atemfrequenz von über 45/min, starke thorakale Einziehungen und Nasenflügeln. Glasiges Sekret floss ständig aus der Nase und das Mädchen hatte einen brodelnden Husten. Es wurde eine Sauerstoffbrille mit 1 l/min angebracht, ein Venenzugang am rechten Handrücken gelegt und ein Flüssigkeitsbolus i. v. verabreicht, da das Mädchen zu schwach zum Trinken war. Die erste Inhalation in der Nacht erfolgte durch die Pflegepersonen, da die Mutter selbst zu aufgeregt war, aus Angst, etwas falsch zu machen. Das Mädchen schlief schon während der Inhalation ein. Die besorgte Mutter wurde mitaufgenommen, der Vater fuhr wieder nach Hause, da er in der Früh eigentlich eine Dienstreise antreten sollte. Diese will er aber absagen, wenn es schlimm um sein Mädchen steht. Er will seine Frau in der gefährlichen Situation nicht allein lassen.

Das Baby ist nun mit einer Pulsoxymetrie überwacht. Die aktuellen Werte bei der Morgenübergabe um 7:00 zeigen sich wie folgt: Puls 118/min, SpO_2 96 % bei bestehender O_2 Insufflation mit 1 l, das Kind schläft. Die Kollegin vom Nachtdienst übergibt, dass Lisa auf die Inhalation gut angesprochen hat. Das Atemmuster hat sich nach der ersten Inhalation schon gebessert, der Puls ist nach der Inhalation auf 130 angestiegen, die Sauerstoffsättigung hat sich auch gebessert, sodass der Sauerstoff auf 0,5 l reduziert werden konnte. Die letzte Temperaturmessung um 5:00 morgens ergab 38.7° Celsius. Es wurde ein Mexalen Supp. 125 mg laut AO verabreicht.

Aufgrund der Schwere der Erkrankung muss dem Kind sechsmal täglich bei der Inhalation mit Sultanol mittels Pari Boy geholfen werden. Die Mutter fühlt sich nach mehrmaliger Anleitung noch immer unsicher und hat Angst, dass das Kind einen Atemstillstand beim Inhalieren bekommt.

Weiters ist eine Dauerinfusion angeordnet, solange das Kind zu schwach zum Trinken ist. Es darf aber gestillt werden, sobald Lisa wieder agiler und wacher ist. Die Mutter hat die ganze Nacht nicht geschlafen, weil sie sehr besorgt ist. Die ganzen Hygienemaßnahmen verunsichern sie zusätzlich.

Lisa ist als Frühchen in der 28. Schwangerschaftswoche geboren worden und hätte eigentlich die Impfung mit Palivizumab (Synagis) erhalten sollen. Die Eltern meinen, dies wäre sich nicht ausgegangen, weil die Kleine bei den Impfterminen immer wieder kränklich gewesen wäre. Nun machen sich beide Vorwürfe, dass ihre Tochter die Impfung nicht erhalten hat.

Die Mutter sagt zur Pflegeperson: „Wissen Sie, seit der Geburt mache ich mir Sorgen, ob mein Mädchen wohl überleben wird und ob sie jemals ganz gesund sein wird. Ich mache mir Sorgen, ob sie eh keinen Schaden von der Frühgeburt hat oder ob nun die Lunge geschädigt ist. Ich fühle mich teilweise der Herausforderung mit diesem Kind nicht gewachsen. Sie hat so ein schwaches Immunsystem, ich möchte nichts falsch machen ... Ich habe das Gefühl, als Mutter zu versagen. Das Einzige, was funktioniert, ist, dass ich mein Baby wenigstens stillen kann."

Notizen

Fallbeispiel 71
Säugling mit akuter Enteritis

Der 6 Monate alte Lukas wird wegen einer akuten Enteritis stationär in der Kinderklinik in einem Isolier-Einzelzimmer aufgenommen. Die Mutter berichtet bei der Aufnahme, dass der Kleine seit zwei Tagen krank ist. Das Bauchweh hat sie ihm schon angemerkt, weil er viel mehr geweint hat als sonst. Angefangen hat es mit Durchfall und leicht erhöhter Temperatur. In der Nacht hat er dann erstmals erbrochen und heute Vormittag wieder. Er wollte sein Fläschchen nicht mehr trinken, er bekommt Milumil 1. Das Fläschchen hat die Mutter dann mit extra einem Löffel mehr Pulver zubereitet, damit es reichhaltiger und dicker wird, aber er hat es trotzdem nicht getrunken.

In der Kinderambulanz wird dem Baby sofort ein Venenzugang am linken Handrücken gelegt und ein Flüssigkeitsbolus verabreicht. Das Kind wird bei der Aufnahme gewogen: 9.070 g. Dementsprechend wird nun ein weiterer Bolus von 180 ml über 4 Stunden verabreicht, vorgeschrieben wird zusätzlich eine Dauerinfusion mit Elomel Päd 20m/h. Die Kinderärztin ordnet RR und Temperaturkontrolle dreimal täglich an. Aktuell hat Lukas eine Körpertemperatur von 37,6 °C und einen RR-Wert von 80/45 mmHg. Bei der Messung ist das Kind leicht unruhig.

Lukas weint immer wieder kurz auf, lässt sich mit dem Schnuller aber beruhigen. Als die Pflegeperson zum Bettchen geht, um die Infusion anzuhängen, bemerkt sie, dass die Windel wieder übergelaufen und Lukas zu wickeln ist. Die Mutter liegt in ihrem Bett und wirkt durch ihr Handy abgelenkt. Das Kind beachtet sie wenig. Zudem ist der Pflegeperson aufgefallen, dass sie oft aus dem Zimmer geht. Sie sagt, sie muss mit dem Vater telefonieren und schnell „eine rauchen gehen". Eigentlich wollte sie mit dem Rauchen aufhören, als der Kleine auf die Welt kam, aber den Stress zu Hause halte sie nicht aus, ohne zwischendurch eine Zigarette zu rauchen. „Viele sind es ja nicht, maximal 3 bis 4 am Tag", meint sie salopp.

Weitere Informationen:

Lukas war eine Spontangeburt mit 3.900 g am Termin. Die Mutter ist 22 Jahre alt, der Vater 20 Jahre und derzeit arbeitslos.

Notizen

Fallbeispiel 72
Kind mit selbstverletzendem Verhalten

Lea, ein 12-jähriges Mädchen, wird direkt vom Schularzt akut mit der Rettung in die Kinderpsychiatrie eingeliefert. Das Mädchen ist schon mehrmals durch selbstverletzendes Verhalten aufgefallen. Heute hat sie sich mit dem Zirkel an beiden Unterarmen geritzt und musste vom Schularzt erstversorgt werden. Die Wunden sind sehr tief und der Schularzt war der Meinung, das müsse geklebt oder sogar genäht werden. Im Schularztzimmer sprach das Mädchen eine Selbstmorddrohung aus, wenn der Schularzt der Mutter etwas davon erzähle.

Vom familiären Hintergrund ist dem Schularzt folgendes bekannt: die Mutter (Teilzeitkraft im Lebensmittelhandel, 38 Jahre alt) lebt seit vielen Jahren getrennt von Leas Vater und hat noch 2 weitere Mädchen im Alter von 8 und 9 Jahren von einem anderen Mann. Seit einem Jahr lebt sie in einer neuen Partnerschaft mit einem 10 Jahre älteren Mann, der selbst noch 2 Söhne im Alter von 8 und 14 Jahren hat. Lea mag den neuen Freund der Mutter nicht und die „depperten Buben", wie sie dessen Kinder bezeichnet, auch nicht. Sie hat aber keine Alternative, da sie kaum Kontakt zu ihrem leiblichen Vater hat und nicht bei ihm wohnen kann. Leas Vater dürfte ein Alkoholproblem haben. Angeblich arbeitet er bei einer Baufirma und ist oft auf Montage. Er zahlt regelmäßig die Alimente. Die Mutter hat das alleinige Sorgerecht. Der Schularzt hat die Mutter über den Vorfall im Gymnasium und die eingeleiteten Schritte telefonisch informiert.

Lea wird für einen stationären Aufenthalt auf der Kinder- und Jugendpsychiatrie aufgenommen, nachdem die Wunden an den Unterarmen auf der Unfallchirurgie versorgt wurden. Das Mädchen bekommt laut AAO Zyprexa und Melatonin zum Schlafen. Sie zeigt sich sehr zurückgezogen auf der Station und liegt meist zusammengerollt im Bett. Lea ist zu den Pflegepersonen aber soweit kommunikativ und kooperativ, wenn ihr Essen gebracht oder der Verband an den Armen kontrolliert wird. Ebenso wenn man ihr die Medikation reicht. Sie fragt nach, was das für Medikamente sind und wozu die gut seien.

Lea lobt den Pfleger, der ihr einen so schönen Verband gemacht hat und fragt ihn, ob sie den dicken schwarzen Pulli wieder anziehen darf.

In dem Moment kommt die Mutter zu Besuch und betritt das Zimmer. Lea wird plötzlich aggressiv und schreit: „Die Alte soll endlich aus meinem Leben verschwinden. Nie mehr gehe ich in dieses beschissene Zuhause, das du uns angetan hast, ich hasse dich, Mutter!"

Notizen

Fallbeispiel 73
Kind mit Hundebissverletzung

Robin ist 3¼ Jahre alt und wird wegen einer Hundebissverletzung im Gesicht mit dem Notarzthubschrauber ins Krankenhaus gebracht. Der eigene Hund der Familie, ein männlicher Riesenschnauzer-Schäferhund-Mischling, attackierte das Kind plötzlich auf der Terrasse. Die Mutter war zu dieser Zeit in der Küche und hörte Robin aufschreien. Sie lief sofort in den Garten und versuchte, den Hund zu verscheuchen, aber das Tier war wild und aggressiv, hörte auf kein Kommando und biss auch die Mutter in den Arm. Der 10-jährige Bruder war bei Robin auf der Terrasse und war ängstlich und verstört bei dem Anblick. Nach einem kurzen Augenblick lief er zum Nachbarn, Hrn. H., und schrie aus voller Kraft um Hilfe. Der Nachbar hörte ihn, zum Glück hatte der Mann keine Angst vor dem Hund und trennte ihn vom Kind. Er hob das verletzte Kind hoch und trug es, gefolgt von der Mutter und dem Bruder, ins Wohnzimmer. Die Mutter sperrte den Hund auf der Terrasse aus. Hr. H. verständigte sofort die Rettung und die Polizei. Nach der Erstversorgung wurde die verletze Mutter mit der Rettung ins nächste Schwerpunktkrankenhaus gebracht. Robin wurde aufgrund seiner schweren Verletzungen mit dem nachgeforderten Notarzthubschrauber in dasselbe Krankenhaus geflogen.

Robin wird in reduziertem Allgemeinzustand aber ansprechbar in den Schockraum gebracht. In der rechten Gesichtshälfte und nasal sind klaffende Wunden zu sehen. Das rechte Augenlid wurde ebenfalls verletzt. Die Wunden bluten heftig, sind aber nicht offensichtlich verschmutzt. Der Bub kann sofort vom Team der plastischen Chirurgie operiert werden. Postoperativ bleibt er intubiert und wird 4 Tage auf der Kinderintensivstation versorgt. Er kann problemlos extubiert und in gutem AZ auf der Normalstation übernommen werden.

Robin soll die Antibiotikatherapie bis zum 10. postoperativen Tag und dreimal täglich eine Schmerzmedikation i. v. erhalten. Robin ist mit seiner Mutter in einem Einzelzimmer untergebracht. Auch ihre Bisswunden wurden chirurgisch versorgt. Sie ist seither ebenfalls im Krankenhaus aufgenommen, weil sie noch immer mit dem Kreislauf Probleme hat. Sie sagt selbst, sie hätte Todesängste um ihr Kind. Subjektiv wirkt Robin schmerzfrei und zufrieden, er spielt mit Autos und Bausteinen und erkundet gern die Station mit den Pflegepersonen. Er scheint überhaupt nicht zu fremdeln. Die Pflegeperson bemerkt, dass Robin öfter am Verband im Gesicht zu kratzen beginnt und sagt, es kitzelt da. Sie teilt dies der Kinderärztin mit und diese verordnet daraufhin dreimal täglich Fenistiltropfen. Robins Vater und der Bruder kommen täglich zu Besuch. Sie gehen mit Robin auch in den Garten. Nach dem Hund hat er noch nicht gefragt und der Unfall wurde bisher vor und mit dem Kind noch nicht angesprochen. Tagsüber geht es Robin offensichtlich gut. In der Nacht schreit er oft im Schlaf auf und lässt sich nur schwer beruhigen. Meistens trägt ihn die Mutter dann herum und singt. Wenn er einschläft, weint sie oft. Sie kann dann lange nicht einschlafen. Sie leidet unter Albträumen und gibt an, eine Woche nach dem Ereignis noch immer sehr schockiert zu sein.

Die Eltern erwähnen immer wieder, sich das alles nicht erklären zu können. Der Hund war schon in der Familie, als Robin zur Welt kam, und er sei immer neben dem Stubenwagen im Wohnzimmer gelegen und habe auf Robin aufgepasst. Auch beim Spazierengehen sei er immer brav neben dem Kinderwagen hergegangen und habe zu Robin hineingeschaut.

Notizen

Fallbeispiel 74
Neugeborenes mit Missbildungen

Bei Mia, einem Neugeborenen St.p. Spontangeburt in der 39+6 SSW, 52cm groß und 3.302 g schwer, wurde nach der Geburt eine Ossifikationsstörung im linken Schädel, eine Facialisparese links, ein Klumpfuß links und eine Bewegungsstörung links festgestellt. Ein Schädelultraschall wurde bereits durchgeführt, da ein intrauteriner Insult vermutet wurde. Weitere Untersuchungen stehen noch an: EEG und MRT. Mia wurde am ersten Lebenstag im Inkubator betreut. Sie war an ein Monitoring mit EKG, Atemfrequenz und Sauerstoffsättigung angeschlossen. Die Vitalwerte waren im Normbereich. Mittlerweile kann sie im normalen Säuglingsbettchen auf der Neonatologie betreut werden. Sie trägt einen Strampler. Durch die Facialisparese hat das Mädchen eine ausgeprägte Saug- und Trinkschwäche. Sie ist unruhig, weinerlich und sehr lärmempfindlich.

Die Diagnose war für die Eltern ein Schock. Bisher waren alle Mutter-Kind-Pass-Untersuchungen gut verlaufen. Das Kind entwickelte sich normal und auch die Blutuntersuchungen haben nichts Auffälliges ergeben. Die Mutter hatte auch Spezialuntersuchungen machen lassen, weil sie schon 39 und ihr Mann 40 Jahre alt sind. Beide haben miteinander einen gesunden 5-jährigen Jungen, der gerade zu Hause von den Großeltern und der Tante versorgt wird. Mit so einer Diagnose haben sie nicht gerechnet und diese ist für sie auch schwer zu verstehen. Die Mutter äußert, dass sie sich so große Sorgen um die Zukunft ihrer Tochter macht. Sie sagt weiter, dass sie befürchtet, in der Schwangerschaft etwas falsch gemacht zu haben oder ein Zeichen für Probleme übersehen zu haben. Sie weiß nicht, wie es nun weitergehen soll, weil sich kein Arzt Zeit nimmt, um zu sagen, was das alles nun für das Leben der kleinen Mia bedeutet. Das Einzige, das sie ihrer Tochter nun Gutes tun kann, sei, sie zu stillen. Sie möchte unbedingt stillen oder zumindest abpumpen, damit Mia die Muttermilch bekommen kann. Sie hofft sehr, dass sie einen Milcheinschuss bekommt.

Der Vater stellt die Frage, ob dieses Kind denn überhaupt lebensfähig ist. Wenn ja, dann will er wissen, ob es behindert sein wird.

Notizen

Psychiatrisches Setting

Fallbeispiel 75
Depressiver Patient nach Covid-19-Infektion

Hr. E. ist 72 Jahre alt und in allen Lebenslagen orientiert. Er wurde vor etwa fünf Wochen erstmalig positiv auf das Coronavirus getestet und daher auf die Isolierstation überstellt. Zu Hause versorgt er sich gemeinsam mit seiner Gattin selbstständig. Sie wohnen in einem kleinen Haus mit Garten und besitzen einen Hund, der ihnen viel bedeutet. Kinder hat das Ehepaar keine – es besteht auch kein Kontakt zu anderen Verwandten. Hr. E. gibt an, dass aufgrund von familiären Streitigkeiten der Kontakt zu beiden Seiten der Verwandtschaft schon vor langer Zeit abgebrochen wurde. Hr. E. äußert mehrmals, dass er und seine Frau eine sehr glückliche Ehe führen und eine innige Beziehung pflegen. In der Anamnese werden keine Angaben über Glauben oder Religion getätigt. Derzeit ist Hr. E. respiratorisch stabil, benötigt keine Sauerstofftherapie mehr und die Lunge ist frei von Infiltraten. Zudem leidet Hr. E. an einer schweren Herzinsuffizienz und einem Diabetes mellitus Typ 2. Aufgrund der Schwere seiner Grunderkrankungen schwankt der CT-Wert von Hrn. E. ständig, weshalb eine Entlassung noch nicht möglich ist. Hr. E. führte anfangs die Körperpflege ohne Unterstützung durch und war mit Gehstock im Zimmer selbstständig mobil. Mit Kreuzworträtseln konnte er sich in den ersten Wochen seines stationären Aufenthalts stundenlang beschäftigen. Auch mit dem Pflegepersonal kam Hr. E. gern ins Gespräch und die Videotelefonie mit seiner Gattin sowie seinem Hund wurde zu seinem täglichen Abendritual. Seit zwei Wochen präsentiert er sich jedoch zunehmend zurückgezogen, er nimmt an keinen Gesprächen mehr teil, möchte nicht mehr aufstehen, führt die Körperpflege nicht mehr selbstständig durch und verweigert das Essen. Hr. E. gibt an, dass alles keinen Sinn mehr hätte, er fühlt sich allein und schwach und bricht immer öfter in Tränen aus. Die Videotelefonate mit seiner Gattin, die seitens der Pflege angeboten werden, lehnt er ebenfalls ab. Bei der Visite wird Hr. E. von ärztlicher Seite über die parenterale Ernährung aufgeklärt – er äußert nur: „Macht mit mir, was ihr wollt." Seit etwa einer Woche wird Hr. E. nun parenteral über einen peripheren Venenzugang ernährt, da er die orale Nahrungsaufnahme komplett ablehnt und körperlich immer schwächer wird. Die Körperpflege wird mittlerweile vollständig vom Pflegepersonal übernommen. Hr. E. meldet sich auch nicht mehr, wenn er auf die Toilette muss. Versuche, ihn für die Benutzung des Toilettenstuhles bei der Mobilisation zu unterstützen, schlagen fehl. Aufgrund dessen wird der Patient nun mit einer Inkontinenzhose versorgt, über die er auch ausscheidet. Tagsüber schläft Hr. E. meistens. Die Gattin ist mit der Pflege telefonisch ständig in Kontakt und wirkt sehr besorgt um ihren Gatten. Sie kann sich nicht vorstellen, wie es im Falle einer Entlassung weitergehen soll.

Nachdem die Covid-Infektion als nicht mehr infektiös beurteilt wird, wird Hr. E. auf eine Akutpsychiatrie verlegt. Dies einerseits wegen seines depressiven Zustandsbildes und andererseits, weil er immer wieder davon spricht, nicht mehr leben zu wollen. Auf der Akutpsychiatrie wird er 24 Stunden videoüberwacht, weil er als akut suizidal eingestuft wird. Er benötigt weiterhin völlige Unterstützung bei den ATLs. Die parenterale Ernährung und Medikation werden aufrechterhalten, weil er sich weiterhin weigert, zu essen.

Notizen

Fallbeispiel 76
Patientin mit Anorexia juvenilis

Melissa H. ist 14 Jahre alt und wird bereits zum fünften Mal stationär auf der Abteilung für Kinder- und Jugendheilkunde vorstellig. Der Grund für die Aufenthalte ist ihre bestehende Anorexia nervosa und ihre depressive Verstimmung, welche sich laut eigenen Angaben deutlich verschlimmert hat. Daher wird sie auf der Station für psychosomatische Erkrankungen aufgenommen. Melissa gibt an, keine Freude mehr am Leben zu spüren und dass sich düstere Gedanken in ihrem Kopf ausbreiten. In der Vergangenheit war sie deutlich untergewichtig, weshalb sie einen sehr langen Krankenhausaufenthalt hinter sich gebracht hat. Dieser Aufenthalt weckt für das junge Mädchen immer noch schlechte Erinnerungen. Laut eigenen Angaben musste sie sehr viel essen, obwohl sie keinen Hunger verspürte. Ihr Tiefstgewicht betrug damals 32 kg bei einer Körpergröße von 154 cm (BMI-Perzentile < 3).

Derzeit wiegt sie 48 kg und ist laut BMI-Perzentile als normalgewichtig einzustufen. Zusätzlich zu der Essstörung berichtet die Patientin von ständigen Problemen in der Schule. Sie wurde gemobbt und brach daher die Schule vor 1½ Jahren ab. Seitdem ist sie nur zu Hause oder im Krankenhaus. Zudem fühlt sich Melissa zurzeit nicht als Frau, sondern als Mann und möchte „Kai" genannt werden. Ihre Mutter berichtet, dass dieses Verhalten bei Melissa bereits bekannt ist, da sie vor zwei Jahren angab, lesbisch zu sein, und sie immer phasenweise ihre Einstellung zu ihrer sexuellen und geschlechtlichen Identität ändert. Im Rahmen des erneuten Krankenhausaufenthaltes bekommt Kai auf eigenen Wunsch eine nasogastrale Sonde, da er die Angst äußert, erneut so viel an Gewicht zu verlieren und dann wieder so viel essen zu müssen. Kai wird sechsmal täglich von den Pflegepersonen sondiert und lässt diese Maßnahmen unkommentiert über sich ergehen. Nach zwei Wochen zieht sich Kai die Sonde selbst heraus, da er mehrmals über Schmerzen im Hals geklagt hat, sich aber niemand seiner Situation angenommen hat. Kommentiert wird die Aktion von ihm mit den Worten: „Ich habe keinen Bock mehr auf das Ganze hier."

Kai hat zwei Geschwister, einen großen Bruder und eine jüngere Schwester. Zu dem Bruder und seiner Oma hat er ein sehr gutes Verhältnis, zu den anderen Familienmitgliedern allerdings nicht. Er wohnt teilweise zu

Hause bei den Eltern und manchmal bei seiner Oma, wo er sich deutlich wohler fühlt als bei den Eltern. Besuch von den Eltern verweigert Kai. Er erzählt auch, dass er keine richtigen Freund*innen habe und der Bruder die einzige Bezugsperson sei. Seine liebsten Hobbys sind tanzen und mit dem Hund spazieren zu gehen. Diese Hobbys kann er aber seit einiger Zeit nicht mehr ausüben, da er ein Problem mit den Kniegelenken hat und ihm die Spaziergänge und Bewegung große Schmerzen bereiten. Auf Nachfrage, was er in Zukunft in Bezug auf Schule oder Arbeit machen will, antwortet Kai mit: „Ich weiß es noch nicht, jetzt möchte ich erstmal gesund werden und dann schauen."

Notizen

Fallbeispiel 77
Patientin mit bipolarer Störung

Fr. P. ist 26 Jahre alt und lebt mit ihrer Mutter in einer kleinen Wohnung am Stadtrand von Klagenfurt. Sie hat einen Bruder. Ihr Vater hat vor langer Zeit den Kontakt zu Fr. P. abgebrochen. Schon in ihrer frühen Kindheit hatte Fr. P. immer wieder sowohl manische als auch depressive Episoden, weswegen ihre Mutter sie oftmals allein gelassen hat. Noch heute ist die Beziehung zwischen Mutter und Tochter schwierig. Fr. P. hat einen 30-jährigen Freund, mit dem sie sich heimlich im Europapark trifft, da ihre Mutter diesen Kontakt nicht billigt. Fr. P. arbeitet als Teilzeitkraft in einem Supermarkt in Klagenfurt. Diese Tätigkeit muss sie immer wieder unterbrechen, da ihre psychischen Probleme sie zwingen, in den Krankenstand zu gehen, um sich in stationäre Obhut auf der psychiatrischen Abteilung zu begeben. Sie gibt an, dass es ihr immer schwerer fällt, den Alltag allein zu meistern, sie schläft schlecht und wird immer unruhiger. Hinzu kommt, dass ihre Mutter sehr fordernd zu Fr. P. ist, auch öfter handgreiflich wird und ihr jeglichen Umgang mit anderen Menschen verbietet. Dieses Mal kommt die Patientin in Polizeibegleitung mit der Rettung ins Krankenhaus. Sie sprang in einen Fluss, um sich das Leben zu nehmen, wurde aber von ihrem Freund herausgezogen. Fr. P. äußert mehrmals, nicht mehr leben zu wollen. Sie hat Sorgen, wieder nach Hause zu ihrer Mutter gehen zu müssen. Bei der Aufnahme wirkt Fr. P. sehr getrieben, angespannt und sprunghaft und sie hat zunehmend Schmerzen, da sie sich das Bein gebrochen hat. Bei der Patientin wird die ärztliche Diagnose bipolare Störung mit Suizidversuch festgestellt. Am Oberarm hat sie ein Hämatom, dass laut Angaben von einem vorangegangenen Kampf mit ihrer Mutter stammt. Die medikamentöse Therapie wird mit Antidepressiva, Analgetika und Anxiolytika eingeleitet, des Weiteren wird das „Unterbringungsverfahren ohne Verlangen" eröffnet. Fr. P. zeigt sich während des Aufenthaltes auf der Station gut führbar, aber mit gedrückter Stimmung. Ihr gebrochener Fuß macht ihr zunehmend schwer zu schaffen, da sie sich nicht gut von alleine fortbewegen kann. An den Gruppenaktivitäten nimmt sie zuerst nicht teil, Mobilisationsversuche mit dem Pflegepersonal bleiben erfolglos. Nach einem gemeinsamen Gespräch mit ihrem Freund erklärt sich Fr. P. bereit, an Gruppentherapien und der Ergotherapie teilzunehmen. Durch die Therapien kann die körperliche Mobilität schnell wiederhergestellt werden. Am Morgen nach der ersten Therapieeinheit kommt Fr. P. völlig aufgelöst zum Stationsstützpunkt und erklärt, dass sie sich wieder etwas antun wolle, denn sie habe mit ihrer Mutter telefoniert. Diese erklärte ihr, dass sie nutzlos sei und mit dem gebrochenen Bein ewig ein „Krüppel" bleiben werde. Im Gespräch mit Fr. P. erwähnt die Patientin immer wieder, wie wichtig ihre Mutter in ihrem Leben sei, aber auch, dass sie Angst vor ihr hätte. In Zukunft würde sie gerne in einer eigenen Wohnung leben und nur Kontakt zu ihrer Mutter aufnehmen, wenn sie es möchte. Nach ihrem Aufenthalt möchte sie sich wieder selbstständig am Leben beteiligen können. Am Morgen des nächsten Tages kommt es zu einem Streit zwischen Fr. P. und einem anderen Patienten. Sie behauptet, dass sie von jemandem gestoßen worden wäre und damit ihr Kind gefährdet wäre. Es wird sogleich ein Schwangerschaftstest veranlasst, der sich als negativ herausstellt. Der Besuch ihres Freundes am Nachmittag verläuft ebenfalls sehr sprunghaft, sie bittet um Ausgang, da sie ihren Freund jetzt auf der Stelle heiraten wolle. Fr. P. ist sehr elegant gekleidet, hat auch Make-up aufgelegt und kommt mit Krücken zum Pflegestützpunkt.

Notizen

Fallbeispiel 78
Patientin mit Substanzmissbrauch

Fr. M. ist 38 Jahre alt. Sie kommt am Montag in die Abhängigkeitsambulanz. Dort erzählt sie, dass sie seit einem Jahr 1,5 bis 2 Liter Weißwein täglich trinkt. Sie sagt, dass sie seit zehn Tagen „trocken" ist, da sie aufgrund des Drängens der Familie eingesehen hat, dass sie ein „Problem" habe. Ihr körperlicher Entzug ist aus ihrer Sicht schon abgeschlossen. Sie wünscht sich dennoch die Aufnahme zum stationären Entzug und wird daraufhin auf der Station für Abhängigkeitserkrankungen aufgenommen.

Im Rahmen der Anamnese erzählt Fr. M., dass sie einen Mann und zwei Töchter (zwei und fünf Jahre alt) hat. Mit der Familie lebt sie laut eigener Angabe zusammen in einem Haus. Das Familienleben beschreibt sie als harmonisch. Sie machte in ihrer Jugend die Lehre zur Zahnarztassistentin. Nach mehreren Jahren Berufserfahrung absolvierte sie die Ausbildung zur Ordinationsassistentin und arbeitete anschließend in einer Augenfacharztpraxis. Anfang 2020 entschied sie sich für eine berufliche Umorientierung und begann eine neue Ausbildung, in der sie sich noch befindet. Der Bereich gefalle ihr sehr gut, jedoch nennt sie den ständigen Lerndruck bzw. -stress im Rahmen ihrer Ausbildung als Hauptauslöser für den vermehrten Alkoholkonsum. Sie hat sich für den stationären Aufenthalt als Ziel gesetzt, ein allgemeines Verständnis für ihre Diagnose „Alkoholabhängigkeitssyndrom" zu erlangen und eigenständig Bewältigungsstrategien zu erarbeiten, die sie in besonderen Stresssituationen anwenden kann, um nicht wieder zur Flasche greifen zu müssen. Außerdem betont sie, dass sie unbedingt auch eine psychologische Betreuung in Anspruch nehmen will, um zu lernen, wie sie mit ihrem Lernstress zurechtkommen kann.

Am nächsten Tag erreicht die Oberärztin der Station ein Anruf des Gatten der Patientin. Dieser habe vom Aufenthalt der Patientin erfahren und schildert der Ärztin, dass das Ehepaar bereits seit Monaten getrennt lebt. Die Kinder werden momentan von ihm versorgt. Die Patientin selbst soll derzeit, soweit er informiert ist, bei einer Bekannten untergekommen sein. Diese hat ihn darüber informiert, dass seine Frau den Schritt zum Entzug gewagt habe. Zur Trennung sei es laut Gatten gekommen, da er die Patientin vor die Wahl gestellt habe („Entweder sie hört zu trinken auf oder ich und die Kinder sind weg."). Für ihn war ein weiteres Zusammenleben mit ihr nur vorstellbar, wenn sie den Entzug schafft. Durch ihre Alkoholabhängigkeit und ihr Verhalten war sie kein gutes Vorbild für die Töchter. Die Kinder litten bereits unter dem Verhalten ihrer Mutter. Außerdem wurde sie im alkoholisierten Zustand mehrfach gewalttätig und aggressiv und es kam ständig zu Streitigkeiten.

Bei der Aufnahme auf die Entzugsstation wird das Gepäck der Patient*innen kontrolliert und in einem Seitenfach des Koffers findet die aufnehmende DGKP mehrere kleine Fläschchen Alkohol in Socken versteckt. Das ist Fr. M. extrem peinlich und sie versucht, sich darauf rauszureden, dass das nur ihr „Back-up" sei, wenn sie es gar nicht ohne Alkohol aushält.

Notizen

Fallbeispiel 79
Patientin mit Substanzmittelmissbrauch und Suizidanamnese

Fr. K. wird nach einem Rückfall von Benzodiazepin-Missbrauch auf die Psychiatrie aufgenommen. Die Patientin wird in Begleitung ihres Ex-Mannes von der Rettung ins Krankenhaus gebracht. Er hat sie vernachlässigt und alkoholisiert in ihrer Wohnung auf dem Sofa liegend vorgefunden. Auf dem Tisch neben ihr fand sich eine angefangene Packung Benzodiazepine. Sie war kaum ansprechbar, weshalb er die Rettung verständigte. Bei der Aufnahme wirkt Fr. K. sehr schwach und verwirrt, sie gibt jedoch an, keine Suizidgedanken zu haben. Sie benötigt am Anfang ihres Aufenthalts im Krankenhaus Unterstützung bei der Körperpflege und beim An- und Auskleiden, da sie sehr schwach ist, sich schwer konzentrieren kann und unter unkoordinierten Bewegungsabläufen leidet. Fr. K. ist seit 2017 nach einem Suizidversuch querschnittsgelähmt. Sie gibt an, dass sie sich nicht erklären könne, warum sie in so einem Zustand wäre, denn sie sei ja schon seit längerem „clean". Sie hat Dekubiti im Sakralbereich und auf den Innenseiten der Knöchel beider Füße.

Fr. K. ist Mutter dreier Kinder (zwei Söhne und ein Mädchen) und möchte so schnell es geht wieder das Krankenhaus verlassen, um wieder bei ihnen zu sein. Sie gibt an, dass sie ihre Kinder beim Homeschooling unterstützen und deswegen schnell wieder entlassen werden müsse. Aufgrund dieser Umstände möchte sie nach dem Krankenhausaufenthalt auch keinen Reha-Aufenthalt annehmen. Sie möchte den Aufenthalt so schnell es geht hinter sich bringen. Fr. K. vermeidet das Wording „Entzug", da sie aus ihrer Sicht nicht mehr süchtig ist. Bei den Visiten versucht sie immer wieder, Einfluss auf das Medikamentenmanagement zu nehmen, und zeigt sich wenig einsichtig für die vorgeschlagenen Therapien.

Fr. K. ist bei ihrer Familie in einem Haus aufgewachsen. Die Eltern von Fr. K. sind früh verstorben. Sie hat einen Bruder, der aber in einem anderen Bundesland wohnt, weswegen sehr wenig Kontakt zu ihm besteht. Viele Freund*innen hat Fr. K. nicht, sie gibt dafür ihrer Suchtproblematik die Schuld. Die Patientin war bis 2016 mit ihrem Gatten verheiratet, aber aufgrund ihrer Alkohol- und Benzodiazepin-Sucht verließ er sie. Die Kinder blieben gleich nach der Trennung bei Fr. K. Nach einem weiteren Rückfall wurde das Sorgerecht dem Gatten zugesprochen. Sie wohnt jetzt allein in einer Wohnung und kann die Kinder nach Absprache mit ihrem Ex-Mann besuchen kommen. Der Ex-Mann hat noch immer ein sehr gutes Verhältnis zu ihr und sieht regelmäßig nach ihr.

Seit ihrem Suizidversuch 2017 ist sie arbeitsunfähig. Zuvor war sie als Werbetexterin tätig. Fr. K. ist trotz ihrer Einschränkungen durch die Querschnittslähmung selbstständig und benötigt normalerweise keine Unterstützung bei der Haushaltsführung und bei der Ernährung. Bezüglich der Körperpflege wird sie im eigenen Haushalt durch die mobile Hauskrankenpflege unterstützt. Die DGKP kommt dreimal in der Woche, versorgt die Wunden und unterstützt bei der Körperpflege. Fr. K. hat aufgrund einer Harninkontinenz einen Dauerkatheter, welcher ebenso vom mobilen Dienst versorgt wird.

Notizen

Fallbeispiel 80
Patient nach Suizidversuch und mit Covid-19-Erkrankung

Hr. N. (78 Jahre alt) leidet seit kurzem an einer schweren depressiven Episode, ausgelöst durch die neu diagnostizierte Krebserkrankung seiner Ehegattin. Er versuchte, sich mit dem Küchenmesser die Kehle durchzuschneiden, da er ohne sie nicht mehr leben wollte. In letzter Minute wurde er von seiner Gattin gefunden, die sofort die Notärztin verständigte. Im Krankenhaus erfolgte eine Notoperation (plastische Chirurgie und HNO) und er überlebte den Suizidversuch. Er wurde zur Nachbetreuung auf die Intensivstation verlegt, wo er nach zwei Tagen positiv auf Covid-19 getestet wurde. Trotz der Notwendigkeit einer weiterführenden intensivmedizinischen Betreuung wurde er aufgrund der suizidalen Absichten auf die Akutpsychiatrie in ein Isolierzimmer, welches speziell für ihn ausgestattet wurde, verlegt. Er äußert wiederholt, nicht mehr leben zu wollen und keinen Sinn mehr in seinem Leben zu sehen, wenn seine Frau stirbt. Da sein Zustand labil erscheint, wird er kontinuierlich mittels Monitor überwacht. Durch die Covid-19-Schutzmaßnahmen kommt das Pflegepersonal meist nur ca. dreimal täglich in sein Zimmer, um ihn zu waschen und ihn bei der Nahrungsaufnahme zu unterstützen. Aufgrund der Verletzungen und der nachfolgenden Operation hat Hr. N. erhebliche Probleme bei der Nahrungsaufnahme und tut sich schwer beim Schlucken.

Gespräche zwischen dem Pflegepersonal und Hrn. N. sind aufgrund der Hygienemaßnahmen schwierig, da er durch sein Hörleistungsdefizit und die FFP-3-Maske das Pflegepersonal kaum versteht. Zwischen den Kontakten mit dem Pflegepersonal ist er allein im Zimmer, verlässt das Bett nicht und bewegt sich kaum. Den Pflegepersonen fällt auf, dass sein Blick immer starr auf die Decke gerichtet ist, er sieht nicht zur Türe, um zu sehen, wer das Zimmer betritt. Bei der Körperpflege äußert er mit gedrückter Stimme, dass er umgehend nach Hause möchte. Andererseits fürchtet er sich auch vor der Entlassung, da ihn massive Zukunftsängste plagen. Bei den Kontrollen nimmt das Pflegepersonal nachts aus dem Zimmer von Hrn. N. lautes Weinen wahr. Sein einziger Antrieb besteht momentan darin, es irgendwie zu schaffen, sich das Leben zu nehmen. Psychiatrische

Therapien bzw. Behandlungen können aufgrund der Covid-19-Infektion nur marginal durchgeführt werden.

Die einzige Bezugsperson stellt seine Gattin dar, die auch die Stütze seines Lebens ist. Sie darf ihn aber aufgrund der Covid-Infektion nicht persönlich besuchen. Sie versucht, ihn immer wieder anzurufen, aber er nimmt das Handy selten ab. Ihr einziger Sohn lebt schon seit Jahren in einem anderen Bundesland und hat sich von seinen Eltern zunehmend distanziert.

Notizen

Fallbeispiel 81
Patientin mit akuter Psychose

Die 56-jährige Patientin Fr. F. ist aufgrund einer akuten Psychose mit aggressivem Verhalten (Fremd- und Selbstgefährdung) in stationärer psychiatrischer Betreuung. Fr. F. präsentiert sich in den letzten Tagen in ihrem Antrieb gehemmt, zurückgezogen, psychomotorisch verlangsamt und wortkarg. Außerdem nimmt sie kaum Mahlzeiten ein, da sie angibt, appetitlos zu sein. Aufgrund mangelnder Kooperation bei der Medikamenteneinnahme musste Fr. F. bereits mehrmals eine periphere Venenverweilkanüle gelegt werden, die sie sich immer wieder mit Vorankündigung selbstständig entfernte. Sie erhält zweimal täglich Glianimon (Benperidol = Neuroleptikum) und Temesta (Lorazempam = Benzodiazepin) i.v. verabreicht, um ihre Erregungszustände zu dämpfen. Bei Gesprächen mit den Pflegepersonen antwortet Fr. F. in kurzen und knappen Sätzen, ist jedoch im Verhalten angepasst und freundlich. Sie wird vom Pflegepersonal darüber hinaus auch zum Essen und Trinken motiviert, da sie keinen Appetit verspürt und daher meist nur eine Hauptmahlzeit am Tag konsumiert. Wenn sie mit mehreren Personen auf engem Raum ist, erzeugt das bei ihr ein beklemmendes Gefühl. Aus diesem Grund nimmt sie nicht gerne an Gruppentherapien teil. Fr. F. wurde schon einmal wegen versuchter Flucht im Bett fixiert.

Vor wenigen Tagen wollte Fr. F. nach mehrmaligen Motivationsversuchen kein Abendessen einnehmen und zog sich ins Zimmer zurück. Sie wirkte nachdenklich und in der Körperhaltung zunehmend angespannt. Die Arme verschränkte sie vor ihrem Körper und ihr Blick war auf den Boden gerichtet. Während der Abendessenszeit spazierte sie vollständig angezogen mit Wintermantel und Haube am Gang auf und ab. Nach einiger Zeit wandte sich eine weitere Patientin aufgelöst an das Pflegepersonal, da Fr. F. im Raucherraum auf Türen und Fenster einschlug, um erneut flüchten zu können. Das Pflegepersonal setzte sofort einen Notruf ab und versuchte, Fr. F. durch Deeskalationsmaßnahmen zu beruhigen. Sie präsentierte sich weiterhin massiv aggressiv gegenüber dem Pflegepersonal und schlug um sich. Außerdem versuchte sie, zu beißen und zu kratzen. Nach ärztlicher Anordnung wurde Fr. F. im Bett 5-Punkt-fixiert und bekam Glianimon und

Temesta in höherer Dosis i.v. verabreicht. Erst daraufhin beruhigte sie sich zunehmend. Sie wurde infolge intensiv überwacht.

Fr. F. ist verheiratet und hat eine erwachsene Tochter. Die Tochter lehnt den Kontakt zur Mutter ab, da sie mit ihrem Verhalten „nicht zurechtkommt", wie sie sagt. Darunter leidet Fr. F. sehr. Psychiatrische Erkrankungen treten in der Familie von Fr. F. gehäuft auf. So wurden z.B. ihre Mutter und ihre Schwester mit psychiatrischen Erkrankungen diagnostiziert. Beide haben sich suizidiert, weil sie mit ihren psychischen Erkrankungen nicht zurechtgekommen sind.

Notizen

Fallbeispiel 82
Patient mit schweren depressiven Episoden, psychotischen Symptomen und Suizidversuch

Hr. H. ist 79 Jahre alt und seit 50 Jahren mit seiner Gattin verheiratet. Er lebt mit ihr in einem Reihenhaus mit einem kleinen Garten. Hr. H. ist gelernter Tapezierer und Verkäufer. Das Ehepaar hat zwei Söhne, wobei einer – Hans – mit seiner Familie in Hamburg (D) lebt und der zweite sich 2015 suizidiert hat. Hans sieht Hr. H. sehr selten, da er nur ein- bis zweimal im Jahr auf Besuch kommt. Weiters ist bei Fr. H. eine Depression bekannt. Der Patient kommt nach telefonischer Ankündigung durch die neurologische Intensivstation nach einem Suizidversuch auf die Psychiatrie. Er wollte sich mit einem Strick, der jedoch gerissen ist, am Dachboden erhängen. Er selbst schildert, dass er sich bei einer Treppe erdrosseln wollte und seine Frau den Strick durchgeschnitten hat. Davon trug er durch den Sturz auf den Heizkörper ein Hämatom an der Orbita links davon. Er kann zum Aufnahmezeitpunkt den Ablauf nicht klar schildern und distanziert sich beim Aufnahmegespräch klar von Suizidgedanken und suizidalen Handlungen. Er gibt an, dass er sich beim Auftreten von Suizidgedanken umgehend beim Pflegepersonal melden wird. Er sei sehr dankbar, dass der Suizidversuch nicht funktioniert hat. Einige Tage zuvor hatte er einen ambulanten Termin bei seinem niedergelassenen Psychiater, dem er glaubhaft versicherte, keine Suizidgedanken zu haben. Doch seit diesem Gespräch wurden die Stimmen in seinen Kopf immer lauter und seine Gedanken kreisten um einen möglichen Selbstmord.

Zu Beginn des stationären Aufenthalts ist der Patient in sich gekehrt und für keinerlei Aktivitäten zu begeistern. Er schläft auch tagsüber sehr viel. Hr. H. erzählt, dass er zu Hause einen Hometrainer hat, auf dem er meist zwei Stunden am Tag trainiert. Derzeit schaut er am liebsten aus dem Fenster und führt dabei Selbstgespräche. Hr. H. ist zwar motiviert, jedoch im Denken sowie in der Bewegung verlangsamt. Er gibt immer wieder Schwindelzustände an, bei denen sich der Raum zu drehen beginnt. Je vertrauter ihm das Pflegepersonal wird, umso offener zeigt er sich und lässt sich auch für diverse Aktivitäten begeistern. Wenn bei dem Patienten eine 1:1 Betreuung erfolgt, wie zum Beispiel beim Puzzeln oder Kartenspiel (Schnapsen), erzählt Hr. H. sehr viel über sich und seinen Suizidversuch. Außerdem verspürt er Hoffnung wegen des geplanten Besuches seines Sohnes mit der Familie. Hans ist gleich nach dem Vorfall zur Unterstützung seiner Mutter angereist. Hr. H. freut sich auf die gemeinsame Zeit mit den Enkelkindern, die er schon länger nicht gesehen hat. Hans möchte für seine Eltern Unterstützung organisieren, da diese sich sehr stark in ihr Heim zurückgezogen hatten. Er wird sie auch bitten, sich zu überlegen, ob sie nicht zu ihm nach Deutschland ziehen wollen.

Notizen

Fallbeispiel 83
Teenager mit Anorexia nervosa

Die 14-jährige Sharon, 165 cm groß, 35 kg, wird mit der Diagnose „Anorexia nervosa" vom Hausarzt auf die Kinderpsychiatrie aufgenommen. Der BMI beträgt bei der Aufnahme 13. Das Mädchen wirkt schwach und blass. Zur Diskussion steht eine enterale Sondenernährung. Das Gespräch darüber findet mit Sharon, ihren Eltern und dem Ärzteteam am nächsten Morgen geplant statt.

Sharon hockt mit angewinkelten Beinen im Bett und starrt die ganze Zeit auf ihr Handy. Im Gespräch mit den Eltern geben diese an, dass das Mädchen in letzter Zeit nicht viel gegessen hat. Aufgrund der Pubertät ihrer Tochter, in der alle Teenies den Schönheitsidealen entsprechen wollen, haben sie sich dabei nichts gedacht. Zudem ist den Eltern gar nicht so sehr aufgefallen, wie dünn ihre Tochter bereits ist, „weil sich die Jugendlichen heutzutage ja alle so komisch kleiden, so kuschelige, übergroße Pullover und weite Hosen und so dicke Schuhe" wie die Mutter sagt. Die Mutter ist Lehrerin, der Vater Physiotherapeut und Hobbytriathlet. Beide Eltern wirken sehr sportlich, sind groß und schlank. Die ganze Familie isst seit Jahren vegetarisch, die Tochter überhaupt nur vegan. Die Eltern dachten, ihr Kind hätte eine Nahrungsunverträglichkeit oder einen Nährstoffmangel, weil sie ihnen in letzter Zeit so blass und müde vorgekommen ist. Leicht aggressiv und mürrisch war sie auch und die Mutter hat ihr deswegen immer viel Obst gekauft, damit sie Fruchtzucker und Vitamine hat. Sharon sagte der Mutter, dass sie davon nur Bauchweh bekäme. Deswegen sind sie mit ihr zum Hausarzt gegangen. In der Schule hat bisher alles gepasst. Sharon hat gute Noten und nette Freundinnen.

Die Pflegeperson im Nachtdienst begrüßt Sharon, welche mit einer weiteren Jugendlichen (15 Jahre alt, mit derselben Diagnose und bereits liegender Magensonde) im Zimmer liegt. Sharon sagt, sie möchte ihre Ruhe haben von den ganzen Doktoren, von den Pflegepersonen und auch von ihren mühsamen Eltern, denen sie das alles hier nun zu verdanken hat.

Notizen

Rehabilitative Pflege

Fallbeispiel 84
Patientin nach Apoplex

Fr. K., eine 91-jährige Dame aus Tirol, hatte aufgrund eines cerebralen Insults nach einem Sturz aus dem Bett vor einem Monat einen Krankenhausaufenthalt. Beim Sturz hat sie sich den Unterarm links (Elle und Speiche) im proximalen Anteil gebrochen. Der Bruch wurde nach Reposition mit einem Oberarmgips für 8 Wochen versorgt, eine OP war nicht erforderlich. Durch den Insult hatte Fr. K. Sprachstörungen und eine Hemiparese links. Vor ihrem Sturz aus dem Bett lebte Fr. K. bei ihrer Tochter und ihrem Schwiegersohn, die eine Fabrik betreiben und 6–7 Tage die Woche arbeiten.

Vor 2 Wochen startete Fr. K. ihr Rehaprogramm, um ihre Unabhängigkeit in den ATLs zu fördern. Sie zeigt jedoch kein Interesse an den Rehamaßnahmen und bleibt am liebsten den ganzen Tag im Bett. Lediglich die Physiotherapie, zu der sie mit dem Rollstuhl transferiert wird, macht ihr Freude. Fr. K. besteht aufgrund ihrer linksseitigen Hemiparese bei allen ATLs auf Hilfe (in allen Bereichen wie z. B. waschen, Toilettenbenutzung usw.). Der Gipsverband schränkt sie zusätzlich ein. Fr. K. sagt immer wieder: „Ich kann meinen Körper nicht kontrollieren, und meine Verfassung wird auch nie wieder besser werden." Ihr Arzt zeigt ihr das Rehapotenzial auf und merkt immer wieder an, dass es möglich ist, ihre Mobilität wiederzuerlangen, wenn sie einer erweiterten Physiotherapie zustimmen und aktiv an den Rehamaßnahmen teilnehmen würde.

Wenn die Pflegepersonen mit Fr. K. über die Entlassung nach Hause sprechen, äußert sich diese frustriert und überrascht, dass sie schon wieder nach Hause muss. Sie hat angenommen, dass sie lange Zeit hierbleiben kann, bis sie sich wieder völlig von ihrem Schlaganfall erholt hat – auch wenn es eines längeren Aufenthaltes bedarf, sie braucht schließlich Unterstützung in allen ATLs. Fr. K. denkt, dass ihre Erkrankung und ihre körperliche Verfassung komplizierter, schlechter und ernster sind als alle annehmen. Sie kann nicht verstehen, wie alle erwarten, dass sie mit der Rehabilitation beginnt, wo sie sich doch noch gar nicht stabilisiert hat und sie diese vielen Therapien gar nicht aushält.

Fr. K. klagt außerdem über Appetitlosigkeit und schläft sehr viel, sie verbringt die meiste Zeit des Tages im Bett.

Notizen

Fallbeispiel 85
Patientin mit PTBS

Fr. M., 48 Jahre alt, leidet an einem posttraumatischen Belastungssyndrom, Depressionen und Panikattacken. Sie kann von ihrer Hausärztin zu einem Reha-Aufenthalt motiviert werden. Seit 2011 ist sie bereits in fachärztlicher Therapie. Die Patientin ist körperlich durch eine LWS-Fraktur infolge eines Autounfalls 2017 und einer Lungenembolie sowie Status post Mammakarzinom 2016 mit Strahlentherapie noch immer stark belastet. Sie absolvierte bereits drei Reha-Aufenthalte, der letzte fand 2018 statt.

Im Oktober 2021 wird Fr. M. nach einer Panikattacke ins Krankenhaus eingeliefert und stationär auf der Psychiatrie aufgenommen. Sie erklärt am Ende des Krankenhausaufenthalts, dass sie das Gefühl hat, nur mehr schlafen und nie wieder aufstehen zu wollen. Diese schwere depressive Episode mit Suizidandrohung ist die Grundlage dafür, dass die Hausärztin gemeinsam mit der Patientin einen Reha-Antrag stellt.

Fr. M. wuchs auf einem Bauernhof als viertes von acht Kindern auf. Der Vater war Alkoholiker und sie beschreibt ihre Kindheit als sehr belastend und lieblos. Sie fühlte sich als Kind vernachlässigt und oft alleingelassen. Im Alter zwischen 12 und 14 Jahren wurde sie vom Nachbarn sexuell missbraucht. Der Vater ist bereits vor 10 Jahren verstorben. Die Mutter lebt noch, ist jedoch dement und wird in einem Pflegeheim versorgt. Kurz nach ihrem 16. Geburtstag zog Fr. M. von zu Hause aus und lernte mit 19 ihren zukünftigen Ehemann kennen, mit dem sie 23 Jahre verheiratet war. Seit Oktober 2021 sind sie offiziell geschieden. Der Ehemann war ihr und den Kindern gegenüber gewalttätig und es hat die Patientin viel Kraft und Zeit gekostet, sich von ihm zu lösen und schließlich zu trennen. Sie beschreibt eine finanzielle und emotionale Abhängigkeit vom Ehemann, weshalb die Trennungsphase sich lange hingezogen hat. Aus dieser Beziehung gingen zwei Kinder hervor. Der Sohn (25) lebt und arbeitet in Wien. Er grenzte sich, seit er mit 18 Jahren von zu Hause ausgezogen ist, immer mehr von der Familie ab. Das schlechte Verhältnis zum Sohn belastet Fr. M. sehr. Die Tochter (23) macht eine Lehre zur Optikerin. Fr. M. beschreibt ein gutes Verhältnis zur Tochter, mit der sie gemeinsam in einer kleinen Wohnung am Stadtrand lebt.

Das Verhältnis zu einer jüngeren Schwester beschreibt Fr. M. als sehr gut. Zu den anderen Geschwistern hat sie eher wenig Kontakt. Sie erwähnt eine Arbeitskollegin, mit der sie sich sporadisch trifft, ansonsten verfügt sie über keinen größeren Freundeskreis.

Sie arbeitete bis Juni 2019 in einem Altersheim als Heimhilfe, fühlte sich jedoch schon seit längerer Zeit überfordert und wurde nach einem längeren Krankenstand gekündigt. Derzeit ist sie beim AMS gemeldet. Seit der Kündigung hat sie viel Freizeit, wodurch sie sich mehr mit ihrer Vergangenheit auseinandersetzt. Sie sieht darin den Grund, weshalb sie wieder vermehrt unter Panikattacken leidet.

Die Patientin gibt an, noch nie einen Selbstmordversuch durchgeführt zu haben, jedoch leidet sie seit ihrem Jugendalter an Lebensüberdruss-Gedanken, Phasen schlechter Stimmungslage sowie Antriebslosigkeit.

Fr. M. ist selbstständig mobil, klagt jedoch seit einem Autounfall vor 10 Jahren häufig über Rücken- und Kopfschmerzen. Bei der Aufnahme gibt sie Schlafstörungen an und beschreibt Durch- und Einschlafstörungen. Zusätzlich leidet sie unter Angst vor der nächsten Panikattacke, Antriebs- und Motivationsverlust und Schmerzen in der LWS.

In den vergangenen fünf Jahren gab es Phasen in ihrem Leben, in denen sie vermehrt Alkohol trank. Derzeit hat sie das aber ganz gut im Griff, wie sie sagt.

Ihre Erwartungen an den Reha-Aufenthalt kann sie klar formulieren. Sie wünscht sich, besser mit den Panikattacken umgehen zu können und Fähigkeiten zu erlernen, um diese frühzeitig zu erkennen und abfedern zu können.

Außerdem äußert sie den Wunsch, ihre Kindheit und das Jugendalter in Einzelgesprächen aufarbeiten zu dürfen (Fokus auf das Verhältnis zum Vater und den Missbrauch) und möchte gerne einen Neuanfang starten, um sich selbst wieder wertschätzen zu können.

Notizen

Abkürzungsverzeichnis

AAO	ärztliche Anordnung
AED	Automatisierter externer Defibrillator
AZ	Allgemeinzustand
BZ	Blutzucker
DGKP	Diplomierte Gesundheits- und Krankenpflegeperson
gtt.	Tropfen
i. v.	intravenös
min.	Minute
NRS	Numerische Ratingskala
p. i.	per inhalationem
p. o.	per os
PP	Pflegeperson
s. c.	subkutan
St. p.	Status post
tgl.	täglich
V. a.	Verdacht auf
VAS	Visuelle Analogskala

Verwendete Literatur

Doenges M., Moorhouse M. & Murr A. (2016). Pflegediagnosen und Pflegemaßnahmen (5., überarbeitete und erweiterte Auflage). Huber.

Gagnier, J.J., Riley, D., Altman, D.G., Moher, D., Sox, H., Kienle G. S. & für die Care group (2013). Die Case Reporting (CARE) Guideline: Entwicklung einer konsensbasierten Leitlinie für die Erstellung klinischer Fallberichte. Dtsch Arztebl Int 2013; 110(37): 603–608.DOI: 10.3238/arztebl.2013.0603

Gordon, M. & Bartholomeyczik, S. (2001). Pflegediagnosen. Theoretische Grundlagen. Urban & Fischer.

Kahneman, D. (2011). Thinking, Fast and Slow. Penguin Books.

Lunney, M. (2007). Arbeitsbuch Pflegediagnostik. Pflegerische Entscheidungsfindung, kritisches Denken und diagnostischer Prozess – Fallstudien und Fallanalysen. Huber.

Schrems, B. (2016). Fallarbeit in der Pflege (2., überarbeitete und ergänzte Auflage). Facultas.

Schrems, B. (2021). Der Prozess des Diagnostizierens in der Pflege. Facultas.

Schrems, B. (2022). Fallarbeit in der Pflege (4., überarbeitete Auflage). Facultas.